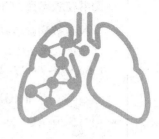

学校结核病筛查技术手册

顾 问	屠德华　肖和平　王国治
主 编	钟 球　成诗明　周 林
副主编	陆 伟　白丽琼　刘二勇

编 者（按姓氏笔画排序）

于艳玲　马 艳　王 毳　王仕昌　王晓萌　白丽琼　成诗明
刘二勇　杜 昕　杨枢敏　吴建林　何金戈　余卫业　沈 鑫
张天华　张国龙　陆 伟　陈 亮　陈海峰　范月玲　林定文
周 林　周 琳　赵雁林　胡代玉　钟 球　侯双翼　贺晓新
夏愔愔　高 磊　谭卫国

人民卫生出版社

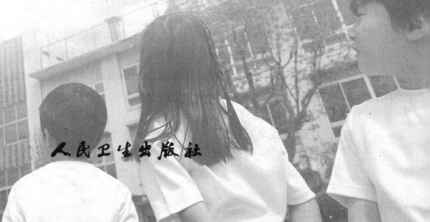

图书在版编目（CIP）数据

学校结核病筛查技术手册/钟球，成诗明，周林主编.
—北京：人民卫生出版社，2018

ISBN 978-7-117-27344-2

Ⅰ.①学…　Ⅱ.①钟…②成…③周…　Ⅲ.①结核病 –
防治 – 手册　Ⅳ.①R52-62

中国版本图书馆 CIP 数据核字（2018）第 196859 号

| 人卫智网 | www.ipmph.com | 医学教育、学术、考试、健康，购书智慧智能综合服务平台 |
| 人卫官网 | www.pmph.com | 人卫官方资讯发布平台 |

学校结核病筛查技术手册

主　　编：钟　球　成诗明　周　林
出版发行：人民卫生出版社（中继线 010-59780011）
地　　址：北京市朝阳区潘家园南里 19 号
邮　　编：100021
E - mail：pmph @ pmph.com
购书热线：010-59787592　010-59787584　010-65264830
印　　刷：河北新华第一印刷有限责任公司
经　　销：新华书店
开　　本：710×1000　1/16　印张：7
字　　数：118 千字
版　　次：2018 年 9 月第 1 版　2018 年 12 月第 1 版第 3 次印刷
标准书号：ISBN 978-7-117-27344-2
定　　价：25.00 元
打击盗版举报电话：010-59787491　E-mail：WQ @ pmph.com
（凡属印装质量问题请与本社市场营销中心联系退换）

序　言

　　结核病是严重危害我国人民群众身体健康的慢性传染病,是学校传染病防控的重要内容之一。2017年我国传染病网络直报系统报告全国肺结核患者83万余人,其中报告学生肺结核患者4万余人,学生肺结核新发患者数占全人群的4.87%。目前,学校结核病防控的重点问题是学校结核病突发公共卫生事件时有发生,分布在初中、高中和大学,东部、中部和西部省均有发生。学校结核病突发公共卫生事件的发生,不仅对学生身体、身心健康和学业造成影响,对学生家庭、学校教学秩序和社会稳定均造成不良的影响。

　　学校是学生高度集中的场所,学生在学校学习、生活等活动中密切接触,接触的时间长,特别是寄宿制学校的学生,在一起学习、生活密切接触的时间更长,如果同学中发生结核病,最易传播给同宿舍、同班甚至同校的密切接触者,导致其感染和发病。多年来,国家卫生和教育部门多次联合开展学校结核病防控工作的调研,组织召开专家研讨会,下发关于加强学校结核病防治工作的通知。2017年7月,原国家卫生计生委办公厅和教育部办公厅下发了《关于印发学校结核病防控工作规范(2017版)的通知》(国卫办疾控发〔2017〕22号),提出了加强组织领导、落实防控措施、开展督导检查等要求,明确了普通中小学、中等职业学校、普通高等学校、特殊教育学校和托幼机构等学校学生的入学体检筛查和一系列防控措施。

　　为了积极落实《学校结核病防控工作规范(2017版)》,规范结核病筛查方法,细化操作流程,达到学校结核病筛查的目的,控制学校结核病突发公共卫生事件的发生,保护广大师生的身体健康。应各地结核病防治人员、基层医疗卫生和学校结核病防控工作者的要求,中国防痨协会组织在学校结核病防控、预防和治疗等方面有经验的专家,围绕《学校结核病防控工作规范(2017版)》的核心内容,编写了《学校结核病筛查技术手册》(以下简称《手册》)。

　　本《手册》共8章,重点介绍学校结核病疫情变化和危害、新生入学体检要求和流程、结核病症状筛查、结核菌素皮肤试验、胸部影像学检查、结核病密切接触者检查、学校结核病日常监测、学校结核病健康教育等内容。本《手册》可为各级医疗机构、疾病控制机构和学校开展学校结核病筛查和防控的工具书和标准化培训教材。

尽管本《手册》经过专家的多次讨论和修改，由于时间有限，各地学校结核病防控工作的现状和需求不一，编写过程中难免出现纰漏。希望广大读者在使用过程中提出修改意见和建议，以利《手册》的进一步完善。

刘剑君

2018 年 7 月

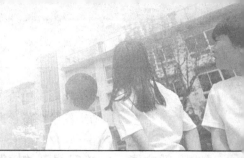

目 录

第一章　概述 ………………………………………………… 1

  第一节　学校结核疫情与危害 ……………………………… 1

  第二节　学校结核病疫情控制的环节 ……………………… 3

  第三节　学校结核病筛查的目的和意义 …………………… 5

第二章　新生入学体检要求和流程 ………………………… 8

  第一节　新生入学体检要求 ………………………………… 8

  第二节　新生入学体检流程 ………………………………… 9

第三章　结核病症状筛查 …………………………………… 12

  第一节　肺结核临床表现 …………………………………… 12

  第二节　肺外结核临床表现 ………………………………… 14

  第三节　结核病症状的筛查方法 …………………………… 16

第四章　结核菌素皮肤试验 ………………………………… 18

  第一节　PPD 的种类及剂量 ………………………………… 18

  第二节　结核菌素皮肤试验的方法 ………………………… 19

  第三节　PPD 试验结果检查与测量 ………………………… 20

  第四节　PPD 试验不同结果的意义及处理 ………………… 23

  第五节　PPD 试验的禁忌证和不良反应 …………………… 24

  第六节　结核菌素皮肤试验的影响因素 …………………… 26

  第七节　结核菌素试验的质量控制 ………………………… 29

  第八节　结核菌素试验中常用的统计方法 ………………… 33

第五章　胸部影像学检查 …………………………………… 35

  第一节　胸部影像学检查对象及流程 ……………………… 35

第二节　肺结核影像检查方法 ································· 35

第三节　肺结核的影像诊断要点 ······························· 36

第六章　结核病患者的接触者检查 ·························· 40

第一节　接触者的定义 ··· 40

第二节　密切接触者筛查范围的确定 ··························· 41

第三节　密切接触者筛查的方法 ······························· 42

第四节　密切接触者筛查后的处理 ····························· 42

第七章　学校结核病监测 ·································· 47

第一节　晨检与考勤 ··· 47

第二节　出勤登记和追踪 ······································· 49

第三节　教职员工的常规体检 ··································· 50

第四节　疫情监测 ··· 51

第八章　学校结核病防控健康教育 ·························· 54

第一节　入学新生健康教育 ····································· 54

第二节　常规健康教育 ··· 55

第三节　疫情发生时的健康教育 ································· 55

第四节　学校结核病健康教育的主要内容 ······················· 56

第五节　学校结核病健康教育的方法 ··························· 59

附录 ·· 63

附录一　学校结核病防控工作规范（2017 版） ················· 63

附录二　中华人民共和国卫生行业标准 WS 288—2017 ··········· 70

参考文献 ·· 103

中英文名词对照 ·· 105

第一章 概述

结核病（tuberculosis，TB）是威胁人类健康的重要传染病，2016 年世界卫生组织（WHO）报告全球有 1040 万新发病例和 130 万死亡病例。最新的数学模型分析提示全球有 23% 的人口感染结核分枝杆菌（MTB）。我国是全球结核病高负担国家之一，结核病新发患者数位于全球第三位。我国结核病新发患者数多、流行广泛，特别在西部和农村地区结核病疫情下降缓慢，成为学校结核病控制面临的问题与挑战。

第一节 学校结核疫情与危害

一、学校结核病疫情

据全国传染病网络直报系统报告显示：2017 年报告全人口肺结核患者 83 万余人，其中报告学生肺结核新发患者数 4 万余人，学生新发患者数占全人口新发患者数的 4.87%。在学校肺结核报告新发患者数中，初中、高中和大学学生均是结核病发病的重要年龄阶段。

二、学校结核病突发公共卫生事件

（一）学校结核病突发公共卫生事件的定义

按照《学校结核病防控工作规范（2017 版）》中的定义，一所学校在同一学期内发生 10 例及以上有流行病学关联的结核病病例，或出现结核病死亡病例时，学校所在地的县级卫生计生行政部门应当根据现场调查和公共卫生风险评估结果，判断是否构成突发公共卫生事件。县级以上卫生计生行政部门也可根据防控工作实际，按照规定工作程序直接确定事件。

学校结核病突发公共卫生事件应当在政府的领导下，严格按照《突发公共卫生事件应急条例》及相关预案的要求，积极开展应急处置工作，落实各项应急响应措施，最大限度地减轻疫情的危害和影响。

（二）学校突发公共卫生事件发生现况

2006—2017年,通过全国公共卫生事件应急报告系统报告,全国发生学校结核病突发公共卫生事件78起。在78起事件中,东部、中部和西部省以及初中、高中和大学均有发生,65%以上发生在高中,寄宿制中学发生数占88%以上。从首发病例到突发公共卫生事件的发生时间从1个月到半年不等。学校突发公共卫生事件发生的结核病患者人数,少则10余例,多达几十例,主要分布在同宿舍、同班或全年级,或更广泛。

三、学校结核病突发公共卫生事件的危害

1. 影响学生的身体健康　学生发生结核病后,出现的结核病的症状和体征(如咳嗽咳痰、发热、食欲不振、疲乏、胸痛等)导致身体不适;学生发生结核病后造成的精神和心理负担沉重;结核病治疗因药物不良反应对身体的影响等都会影响到学生的身体和身心健康。

2. 影响学生学业和学校教学秩序　肺结核的治疗一般需要6~8个月的治疗疗程。为了控制学校结核病的传播,学生结核病患者出现咳嗽咳痰等有肺结核症状者、痰结核分枝杆菌病原学检查阳性具有传染性者,或者胸部影像学检查有空洞和大量干酪病变等患者,均需要休学治疗;如果在学校发生结核病突发公共卫生事件,因涉及的人数多、时间长、影响面广,如果没有与师生、家长等及时做好宣传解释工作,或现场处置不当,均将影响学校的教学秩序。

3. 造成家庭和社会的不良影响　学校结核病突发公共卫生事件的发生后,如果健康教育、科普宣传、患者的诊断、治疗管理和现场处置等各方面工作不及时、不到位,将造成学生家长的不理解、不配合,或扩大到社会造成不良影响等。

四、学校结核病突发公共卫生事件发生的主要原因

从历年来学校结核病突发公共卫生事件发生的原因分析,在学校结核病防控工作中,某一个或多个环节薄弱,就有潜在发生学校结核病公共卫生事件的危险。其主要原因包括以下几方面:

1. 学校结核病健康教育不足,没有将结核病防治知识纳入学校学生科普宣传的内容,使学生不了解结核病及其传播危害,出现症状后不能主动就诊检查。

2. 新生入学体检没有开展结核病筛查,或筛查措施不足、筛查质量不高。

3. 结核病首发病例发现延误时间长,导致结核病在密切接触的同学中传播和发病;

4. 学校学生晨检措施没有落实,发现肺结核可疑症状者、因病请假病因追踪不足;

5. 学生就诊时瞒报身份,发生结核病后没有及时向学校报告,隐瞒病情,没有对传染源采取隔离治疗管理措施,没有严格执行学生肺结核患者的休学和复学制度。

6. 首发病例发生后没有及时开展传播风险评估,早期开展结核病密切接触者筛查和采取综合防控措施。

7. 属地疾控、医疗和学校等机构间的职责分工、信息沟通、反馈机制不健全。

8. 学校的教室、宿舍等学习、生活场所空间小、人口密度大、通风不足;学生学习压力大、体质弱、营养不足等。

第二节 学校结核病疫情控制的环节

一、新生入学体检结核病检查

新生入学体检进行结核病筛查,是学校结核病控制的首要环节。按照《学校结核病防控工作规范(2017 版)》,对不同年龄阶段的新生入学体检和接触者筛查提出了筛查方法,主要内容为:

1. 病史询问 新生入学体检中心,要询问学生既往是否有结核病史,有结核病史的学生要详细询问发生的时间、治疗方式和治疗结果等。除此之外,需要了解新生是否有其他与结核病发病高危因素或与结核病筛查相关的病史:如糖尿病、免疫系统疾病等。

2. 卡介苗接种史询问和卡痕检查 对幼儿园和小学生的入园入学检查,询问家长卡介苗接种史,检查儿童卡痕大小。

3. 结核病接触史询问 询问学生家庭中是否有肺结核患者、与家庭中肺结核患者接触的程度、时间等。

4. 肺结核可疑症状询问 入学体检时对学生肺结核可疑症状的询问十分重要。对有肺结核可疑症状者,要询问发生的时间、是否进行了检查和治疗,治疗的效果如何等,并对症状进行详细记录。

5. 结核菌素皮肤试验试验 新生入学进行结核菌素皮肤试验,一方面了解是否受到结核菌的感染,对潜伏感染者进行预防性治疗和随访观察;另一方面,通过结核菌素皮肤试验的筛查,对强阳性反应的学生进行胸部影像学检查,早期发现肺结核患者,防止学生带病入学,造成结核病在学校的传播。

世界卫生组织提出了γ-干扰素释放试验用于结核分枝杆菌潜伏感染的筛查。因γ-干扰素释放试验不受卡介苗接种的影响,潜伏感染检查结果特异性高。对于结核菌素皮肤试验试验禁忌证者、有条件的地区可以开展γ-干扰素释放试验进行筛查。该试验为体外诊断试验,需要在实验室进行。目前最常用的检测方法有两种:一类是基于酶联免疫吸附试验,检测全血γ-干扰素水平;另一类是基于酶联免疫斑点技术,检测结核分枝杆菌特异性效应 T 细胞斑点数。

目前,国内已成功研制出以卡介苗丢失的结核杆菌 RD1 区基因重组结核杆菌 ESAT6-CFP10 融合蛋白(EC)的皮试试剂,可在 24 小时内观察试验结果。具有γ-干扰素释放试验一样可有效鉴别卡介苗接种与结核菌自然感染的功能、二次注射复强反应发生率低的特点,具有结核菌素试验操作简便、不要特别的仪器设备,适宜大规模潜伏感染筛查和基层使用优势。

6. 胸部影像学检查 胸部影像学检查是诊断肺结核的重要手段。

胸部影像学检查和诊断需要在结核病定点医疗机构实施,或需要具备结核病检查诊断能力或检查资质的体检机构实施。

7. 痰结核菌病原学检查 痰结核菌病原学检查是发现传染源的重要手段。入选体检中发现肺结核可疑症状者或胸部影像学检查异常怀疑肺结核病变者,要学生留痰送属地结核病定点医院进行痰病原学检查,学校医院要对痰检结果进行追踪。

二、在校期间结核病疫情监测

在校期间进行结核病主动监测是早期发现肺结核患者、防止结核病在校园传播的重要措施。检测包括多个方面:

1. 学校晨检 中学和小学常规开展的晨检,能了解是否出现咳嗽、咳痰、发热等症状,对有症状者应进行登记报告。

2. 因病缺勤病因追踪 对患病未上学的学生,学校要通过多种形式包括家访、给家属打电话、询问同班同学、长时间未上学者,必要时到医院进行调查,查到病因为结核病患者时,要早期做好学校结核病传播风险评估,组织早期密切接触者筛查。

3. 常规检测 属地疾控机构在传染病网络报告系统中发现学校结核病患者时,要早期到学校对病例进行检查确认,进一步了解学生肺结核的诊断、进行风险评估,确定筛查范围,及时开展结核患者的密切接触者检查。

4. 医疗机构的报告 医疗机构在常规接诊的过程中发现的学校结核病患者,要详细询问病史、症状、体征,对诊断的学生肺结核患者进行登记和疫情报告。

5. 其他防控措施 在学校教职员工体检中发现的肺结核患者,要及时对病例进行调查,了解其与教职员工、学生密切接触的情况,开展风险评估,并组织开展密切接触者筛查。

三、学校结核病的健康教育

学校结核病健康教育是指在学校中通过对师生结核病防治知识和技能的教育,提高师生对结核病的认知水平和防控意识,改变不良习惯、保持健康行为,有病及时就医、早诊早治,讲究卫生、维护校园环境,防止结核病在学校传播。

在学校开展结核病防控健康教育时,需要对不同的教育对象采取精准的、有针对性的健康教育方式和内容,以达到健康教育的最佳效果。

四、做好通风和校园卫生

学校应当按照相关规范和标准要求,保障学生学习和生活的人均使用面积,并加强教室、宿舍、图书馆等人群聚集场所的通风。

建立学校校园环境卫生管理制度,做好学校环境的清扫保洁,清除卫生死角,做好垃圾处理。

第三节 学校结核病筛查的目的和意义

学校结核病筛查的目的:早期识别肺结核可疑症状者、发现活动性肺结核患者和结核潜伏感染者,对肺结核患者早期治疗管理,恢复身体健康,对结核潜伏感染者早期预防性治疗和进行医学观察。

学校结核病筛查的意义:从总体情况讲,能了解该校入学新生结核分枝杆菌潜伏感染和肺结核患者的总体情况,分析学生结核分枝杆菌潜伏感染和患病的基本特征,以及新生结核分枝杆菌潜伏感染和患病的来源地或来源学校的分布。其重要意义是对发现的肺结核患者积极采取措施,把好结核病控制的入学关,减少和防止结核病在校园的传播,保护广大学生的身体身心健康。其重要意义如下:

一、早期识别肺结核可疑症状者

肺结核可疑症状包括:咳嗽、咳痰≥2周、咯血和血痰是肺结核病的主要症状,具有以上任何一项症状者为肺结核可疑症状者。

胸闷、胸痛、低热、盗汗、乏力、食欲减退、体重减轻等为肺结核患者的其他常见症状。

在学校结核病防治知识宣传活动中,要告诉师生了解和掌握肺结核可疑症状;在学校新生入学体检、在校学生的晨检等各项卫生防病检查管理措施中,要加强对肺结核可疑症状者的识别和登记。

二、转诊肺结核可疑症状者和疑似患者

在晨检或在校学习生活中,发现师生肺结核可疑症状者,要及时上报学校医务室,由学校医务室填写"肺结核可疑症状者转诊单",将可疑者转诊到属地结核病定点医疗机构进行进一步检查;如学生在校医院因症就诊检查发现疑似肺结核患者时,校医院也要填写"疑似肺结核患者转诊单",将疑似患者转诊到属地结核病定点医疗机构进行进一步检查。学校医务室和校医院要对转出学生的诊断结果进行追访,早期了解是否诊断为结核病。

三、早期发现肺结核和治疗管理

通过筛查能早期发现肺结核,按照《学校结核病防治工作规范》的要求,落实休复学管理。消除结核病在校内的传播。对传染性肺结核患者可采取住院隔离治疗管理,非传染性肺结核患者可采取居家治疗管理。要注意落实学生患者督导服药管理的人员和地点,督导患者规律服药、完成疗程,做到定期复查、做好疗效评价,及时发现和处理治疗期间不良反应的发生,提高肺结核患者的治愈率。

四、及时了解结核分枝杆菌潜伏感染者

结核分枝杆菌潜伏感染的定义:机体内感染了结核分枝杆菌,但没有发生

临床结核病,没有结核病病原学或者影像学方面活动结核的证据。

目前,结核分枝杆菌潜伏感染者筛查常用的方法包括:结核菌素皮肤试验和γ-干扰素释放试验。一种新的结核分枝杆菌潜伏感染者筛查技术,即重组结核杆菌融合蛋白(ESAT6-CFP10,EC)皮肤试验也将应用于结核分枝杆菌潜伏感染的筛查。

开展学生结核分枝杆菌潜伏感染筛查,一方面能掌握学生结核分枝杆菌潜伏感染的整体水平,另一方面对结核潜伏感染者进行抗结核预防性治疗,能减少结核发病的风险。潜伏感染的筛查和预防性治疗是结核病控制策略的内容之一,特别是儿童和中小学生。

五、及时开展结核分枝杆菌潜伏感染者的预防性治疗

对于结核分枝杆菌潜伏感染的学生,在知情同意的基础上开展化学药物预防性治疗。在学校结核病公共卫生事件发生时,对于结核分枝杆菌潜伏感染者应积极采取预防性治疗措施,减少新发结核病的发生。在结核分枝杆菌潜伏感染者预防性治疗中,因化学药物预防性治疗时间长、药物出现不同程度的不良反应,治疗依从性低,需要加强治疗管理。近年来,一些学校对没有采取化学预防的结核分枝杆菌潜伏感染的学生,采用注射用母牛分枝杆菌疫苗(微卡)进行免疫预防性治疗,经过多年的观察,达到了预防结核病发病的较好的效果。

对结核分枝杆菌潜伏感染的学生没有开展预防性治疗者,应对其进行常规监测和医学观察。观察期间一旦出现结核病可疑症状,应由校医、班主任督促/陪伴学生或通知家长陪伴其到指定的结核病定点医疗机构进行结核病检查。

第二章 新生入学体检要求和流程

第一节 新生入学体检要求

《"十三五"全国结核病防治规划》的规划目标明确提出：到 2020 年，学生新生入学体检结核病筛查比例明显提高。为此，各级卫生计生和教育等部门需要共同合作，组织落实新生入学结核病筛查体检工作。

一、制定结核病筛查计划

根据《学校结核病防控工作规范（2017 版）》（国卫办疾控发〔2017〕22 号）规定，学校应将结核病检查作为学校新生入学体检每年常规体检的必查内容。各学校根据本校学生新生入学情况，提前做好体检计划和各项组织准备工作，保证体检结核病筛查工作的顺利进行。

二、确定体检机构和人员

学校新生入学体检需要具备资质的体检机构进行。开展结核菌素皮肤试验的医护人员要经过培训，符合标准化操作要求的医护人员进行；胸部影像学检查可由校医院、体检机构和结核病定点医疗机构进行，学生肺结核的诊断需要按照《肺结核诊断》（WS 288—2017）标准由属地结核病定点医院予以诊断。

三、技术指导和人员培训

上级或属地疾病预防控制机构为学校师生健康体检提供技术支持和指导。包括不同检查对象的检查流程、检查方法、肺结核患者的诊断、治疗和管理等。指导体检机构在体检中发现的疑似肺结核病例及时将信息反馈给学校，由学校告知学生（或家长）到当地结核病定点医疗机构检查确诊，并跟踪了解诊断结果，体检机构或结核病定点医院对诊断的疑似肺结核患者和肺结核患者填报《传染病报告卡》进行结核病的疫情报告。并将体检结果纳入学生和教职员工的健康档案。

四、做好体检前的组织宣传工作

1. 宣传体检意义和重要性 体检前对参加结核病筛查的工作人员做好宣传工作,保证筛查工作质量;对受体检的师生要宣传结核病筛查的目的和意义。进行新生入学体检结核病筛查,是为了早期了解结核分枝潜伏感染者、早期发现肺结核患者,并采取干预措施,控制结核病在学校的传播,保护学生的身体健康。

2. 采取多种形式,宣传核心信息 ①肺结核是长期严重危害人民健康的慢性传染病;②肺结核主要通过呼吸道传播,人人都有可能被感染;③咳嗽、咳痰2周以上,应怀疑得了肺结核,要及时就诊;④不随地吐痰,咳嗽、打喷嚏时掩口鼻,戴口罩可以减少肺结核的传播;⑤患了结核病不可怕,规范全程治疗,绝大多数患者可以治愈,还可避免传染他人。

3. 详细告知体检方法 在新生入学体检前,要详细告知入学体检结核病筛查方法,告知结核病筛查的项目,每个项目检查的注意事项,包括进行结核菌素试验前询问是否有禁忌证等,使师生积极配合体检。

五、做好体检后的善后处理

对每位学生的体检结果进行整理,建立学生健康档案;对发现的结核分枝杆菌潜伏感染者进行预防性治疗和医学观察;对发现的肺结核患者进行治疗,实行休学和复学管理。

第二节　新生入学体检流程

由于不同学龄阶段、不同的学校环境发生的结核病疫情不同。故制定了不同学龄、不同学校的新生入学体检流程。

一、幼儿园、小学及非寄宿制初中

幼儿园、小学及非寄宿制初中入园(入学)新生体检应当询问肺结核密切接触史和肺结核可疑症状,对有肺结核密切接触史者开展结核菌素皮肤试验。

对肺结核可疑症状者和结核菌素皮肤试验强阳性者需到结核病定点医疗机构做胸部影像学检查和痰结核菌检查,包括痰涂片检查、结核菌培养检查及菌型鉴定和药物敏感性试验等,并且要尽可能进行痰结核菌分子生物学检查。

对体检发现的肺结核和疑似肺结核患者学校应当及时告知学生或家长到当地定点医疗机构检查确诊,并由确诊的医疗卫生机构进行疫情报告。幼儿园、小学及非寄宿制初中新生入学体检流程见图1。

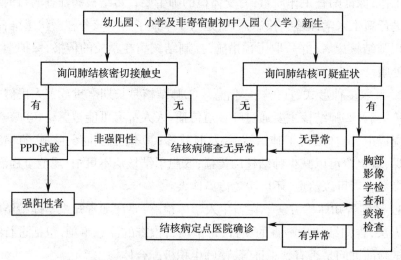

图1　幼儿园、小学及非寄宿制初中新生入学体检流程

二、高中和寄宿制初中

高中和寄宿制初中的入学新生应当进行肺结核可疑症状筛查和结核菌素皮肤试验;对肺结核可疑症状者和结核菌素皮肤试验强阳性者需要进行胸部影像学检查。

对肺结核可疑症状者、结核菌素皮肤试验强阳性者或胸部影像学检查异常者需到结核病定点医疗机构进行痰结核菌检查,包括痰涂片检查、结核菌培养检查及菌型鉴定和药物敏感性试验等,并且要尽可能进行痰结核菌分子生物学检查。对体检发现的肺结核和疑似肺结核患者学校应当及时告知学生或家长到当地定点医疗机构检查确诊,并由确诊的医疗卫生机构进行疫情报告。高中及寄宿制初中新生入学体检流程见图2。

三、大学入学新生和教职员工

采用肺结核可疑症状筛查和胸部影像学检查,重点地区和重点学校也可同时开展结核菌素皮肤试验。对结核菌素皮肤试验强阳性者进行胸部影像学检查,对肺结核可疑症状者或胸部影像学检查异常者需到结核病定点医疗机

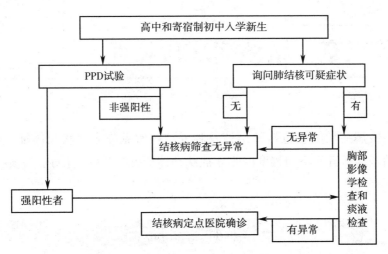

图2　高中及寄宿制初中新生入学体检流程

构接受痰结核菌检查,包括痰涂片检查、结核菌培养检查及菌型鉴定和药物敏感性试验等,并且要尽可能进行痰结核菌分子生物学检查。

重点地区和重点学校的确定,由当地疾病预防控制机构与学校共同讨论研究。结合当地结核病疫情、结核病防治现况、卫生经济等条件,以及学校既往发生师生结核病的情况等进行综合判断。大学入学新生和教职员工体检流程见图3。

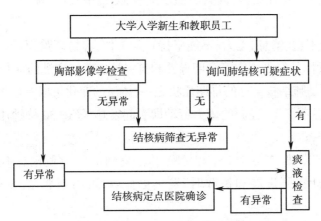

图3　大学入学新生和教职员工体检流程

第三章 结核病症状筛查

结核病症状筛查包括肺结核及肺外结核常见临床症状及体征的筛查。多数结核病患者有不同程度的临床症状和体征,症状筛查有助于结核病早期发现。

第一节 肺结核临床表现

肺结核的临床表现多种多样,主要根据人体的反应性及病灶的范围和性质决定。肺结核的症状筛查十分重要,问诊时需要详细询问和记录。

一、临床症状

肺结核临床症状分为全身症状和局部症状。

(一)全身症状

全身症状较局部症状出现的早,早期很轻微。严重的渗出性病灶,如干酪性肺炎或急性粟粒性结核,因其炎症反应较强、范围较广,全身中毒症状就非常显著。

1. 全身不适、倦怠、乏力、不能坚持日常工作,容易烦躁,心悸、食欲减退、体重减轻、女性月经不正常等轻度毒性和自主神经功能紊乱的症状。

2. 发热是肺结核常见的早期症状之一,体温的变化可以有以下几种:

(1)体温不稳定,轻微的体力劳动即引起发热,经过 30 分钟休息,也往往不能恢复正常;

(2)长期微热,多见于下午和傍晚,次晨降到正常,伴随倦怠不适感;

(3)病灶急剧进展和扩散时,发热更显著,可出现恶寒,发热达到 39~40℃;

(4)女性患者在月经前体温升高,延长至月经后体温亦不恢复正常。

3. 盗汗 多发生在重症患者,在入睡或睡醒时全身出汗,严重者会衣服尽湿,伴随衰竭感。

（二）局部症状

主要由于肺部病灶损害所引起。

1. 咳嗽、咳痰　早期咳嗽轻微,无痰或有少量黏液痰。病变扩大,有空洞形成时,则痰液呈脓性,量较多。若并发支气管结核则咳嗽加剧;如有支气管狭窄,则有局限性哮鸣。支气管淋巴结核压迫支气管时,可引起呛咳或喘鸣音。

2. 咯血　约 1/3~1/2 的患者有咯血。咯血量不等,病灶炎症使毛细血管通透性增高,可引起痰中带血或夹血。小血管损伤时可有中等量咯血,空洞壁上较大动脉瘤破裂,可以引起大咯血。大咯血后常伴发热,低热多由于小支气管内血液的吸收所引起;高热则可能是病灶播散的表现。

3. 胸痛　部位不定的隐痛常是神经反射作用引起的,不受呼吸影响。固定部位针刺样疼痛、随呼吸和咳嗽加重等,是因为炎症波及壁层胸膜所引起的。如果膈胸膜受到刺激,疼痛可放射到肩部和上腹部。

4. 呼吸功能障碍引起的症状　由于肺脏功能储备能力大、代偿性高,轻度的组织损害不会引起气短。当肺组织破坏严重,范围广泛,或并发肺萎缩,肺气肿、广泛胸膜增厚时,代偿功能已经不能满足生理需要,患者首先在体力活动后感到气短。

二、体征

肺部的体检按望、触、叩、听的程序进行。

1. 肺结核的典型体征改变有患侧呼吸运动减低、触震颤增强、叩诊呈浊音、听诊有支气管肺泡呼吸音和湿性啰音。

2. 病灶轻微者体征无明显改变。

3. 广泛慢性病变,纤维组织增生、可使局部胸廓下陷;胸腔积气、积液可使胸部饱满、呼吸运动减低。干性胸膜炎时,局部有摩擦音。肺炎性实变,大量胸腔积液、肺硬变时,叩诊呈实音,范围大的浸润性病灶使叩诊呈浊音。当肺病变严重,并空洞形成,可听到响亮的中型湿啰音。有时虽然空洞存在,也可以没有阳性体征;阳性体征出现与否决定于空洞的大小、是否靠近胸膜、是否与支气管相通。

三、儿童肺结核特征

儿童肺结核最常见的临床类型是原发性肺结核,原发性肺结核由于感染菌量少、病变范围小,一般多不引起明显症状或症状轻,无特异性,也缺乏典型的体征。儿童结核病多见营养不良、慢性消瘦、体重减轻等,体检多出现颈部淋巴结肿大,典型的体征为颈部淋巴结呈串珠样改变等。

第二节　肺外结核临床表现

人体除指甲及毛发外都可患结核病。发生在肺部以外各部位结核病称为肺外结核。常见肺外结核有以下几种:淋巴结结核、结核性脑膜炎、肠结核、肾结核、附睾结核、女性生殖结核(包括输卵管、子宫内膜、卵巢结核)、骨关节结核等。

一、淋巴结核

淋巴结核在肺外结核中最常见,淋巴结结核是由结核菌所致的淋巴结病变,全身淋巴结均可以发生,尤以颈部淋巴结结核最为常见(80%~90%),也可以发生在枕部、耳前、耳后、颌下、锁骨上淋巴结和纵隔淋巴结等处。淋巴源性和血源性是主要的传播途径。

淋巴结核分枝杆菌潜伏感染初期为淋巴结肿胀,以后蔓延至多个淋巴结,融合、液化、坏死,可以破溃形成瘘管和溃疡。儿童和青少年发病较高。纵隔淋巴结结核来源于原发综合征型肺结核。

临床表现一般不出现全身症状,较重者可出现低热,盗汗、乏力、纳差等结核中毒症状。局部表现以右颈和双侧颈上部多见,也可见于锁骨上窝淋巴结等处。

二、结核性脑膜炎

结核性脑膜炎是结核菌经血液循环侵入脑内或经其他途径播散至脑内而引起的中枢神经系统结核病。最常侵犯的是脑膜,同时亦可侵犯脑实质、脑动脉、脑神经和脊髓等。结核性脑膜炎是重症结核病的表现形式之一,是儿童肺外结核病最常见的类型之一。

临床表现:

1. 结核中毒症状　低热,盗汗、乏力、纳差等。

2. 神经系统症状

(1)脑膜刺激症状:恶心、呕吐、头疼。

(2)脑神经损害症状:常见面神经、动眼神经,展神经及舌下神经麻痹。

（3）脑实质受损症状：常见偏瘫、失语、肢体异常运动、舞蹈样表现等，以及少见的尿崩症，肥胖，脑性失盐综合征等表现。

（4）颅压增高：表现头疼、呕吐、肌张力增高、惊厥、意识障碍等，以及出现脑疝危象。

（5）脊髓障碍症状：表现为脊神经受刺激出现根性疼痛，以及截瘫、大小便失禁或潴留等。

三、腹腔结核

1. 结核性腹膜炎　结核性腹膜炎是由结核杆菌引起的一种慢性、弥漫性腹膜感染。多见于青年。感染方式以直接蔓延，淋巴和血行播散为主。根据病理特点分为渗出型、粘连型、干酪型或者混合型。

多数患者起病缓慢，常有低热、乏力、盗汗、食欲缺乏和消瘦等结核中毒症状和不同程度的腹痛，腹胀、恶心、呕吐、便秘与腹泻，少数可以无症状或急性起病。腹部 B 超可发现腹水、腹膜粘连、增厚，腹腔淋巴结肿大，腹部包块。腹水外观呈草黄色，白细胞轻 - 中度增高，大多数病例以淋巴细胞占优势，但在急性期或恶化期可以中性粒细胞占优势；蛋白增高、糖正常；部分患者腹水结核菌检查阳性。

2. 肠结核　是由结核杆菌侵犯肠道引起的慢性特异性感染，在消化系统结核病中最常见，多继发于肺结核。肠结核可以发生于肠的任何部位，回盲部最常见，其次为升结肠、空回肠、横结肠、降结肠、十二指肠、乙状结肠、直肠及肛门周围。感染方式主要为肠源性、血源性和直接蔓延（盆腔结核、肾结核等）。根据病理改变可将肠结核分为溃疡型和增殖型两类。

肠结核起病缓慢，早期症状不明显。增殖型肠结核多无结核中毒症状，溃疡型肠结核也可以有低热、乏力、盗汗、消瘦、贫血等结核中毒症状。腹痛是肠结核最常见的症状，多位于右下腹，其次为脐周；溃疡型肠结核多有持续性腹泻，常与腹痛伴随，每日多次，糊状或水样便，可有黏液或脓血，多无里急后重，也可以腹泻与便秘交替，增殖型肠结核常见便秘、腹胀伴有消化不良等症状。查体示右下腹或脐周疼痛，可触及肿块、索状物或压痛；患者出现肠出血、肠穿孔、肠梗阻或急性腹膜炎等时出现相应的临床表现。

四、骨关节结核

骨关节结核是较常见的肺外结核形式之一，约占肺外结核的 20%。骨关节结核常见部位以脊柱、四肢关节多见。脊柱中又以胸椎和腰椎居多。

起病多缓慢,可经历数月或数年。随着病变进展,表现为病变部位疼痛、功能障碍、局部肿胀,脊柱结核还可出现脊柱寒性脓肿。

第三节 结核病症状的筛查方法

学校结核病筛查的首要环节是学生肺结核可疑症状筛查以及对学生进行家庭结核病密切接触者筛查。肺结核可疑症状的筛查对结核病临床诊断十分重要。同时进行结核病体格检查,对结核病诊断和治疗也具有重要的参考意义。

一、问诊

详细询问每个筛查对象:

1. 是否有咳嗽、咳痰、咯血、胸痛、发热、乏力、食欲减退、盗汗等症状,症状出现和持续时间。

在问诊时学生出现咳嗽、咳痰≥2周、咯血或血痰是肺结核的主要症状,要注意发现肺结核疑似患者。

2. 既往史 主要询问既往结核病史,如果有结核病史者,要进一步询问抗结核治疗史,包括时间、治疗药物、治疗的结果等;家庭成员是否有结核病患者情况,如果有的话,进一步问与患者的密切接触程度;其他包括药物过敏史、肝肾病史等)。

二、体格检查

体格检查内容包括:

1. 一般状况 体温、体重、营养状况、精神状态等。

2. 全身体检

(1)浅表淋巴结(主要是颈部淋巴结结核);

(2)心、肺听诊;

(3)腹部触诊;

(4)四肢及脊柱检查。

三、记录筛查结果

各学校学生入学体检有统一的体检表格。对学生体检筛查的结果要详细、全面地记录在体检表上。在校期间学校要为学生建立健康档案,结核病筛查和其他疾病检查结果均应记录并保存于健康档案中。结核病筛查记录的主要内容包括:

1. 结核病筛查的时间、问诊情况(是否有肺结核可疑症状、结核病密切接触史、既往病史等)体检结果(体重、营养、浅表淋巴结是否肿大等)。

2. 筛查方法和结果　如胸部影像学检查是否发现肺部异常病变,结核菌素皮肤试验的结果是、阳性、强阳性;或采用了 γ- 干扰素释放试验,结果是阴性或阳性;痰结核分枝杆菌实验室检查等。

3. 筛查异常结果的处理情况　是否诊断为肺结核或结核分枝杆菌潜伏感染,肺结核患者是否采取隔离治疗,按照学校结核病防治规范采取了休学和复学管理;对学生结核分枝杆菌潜伏感染者采取化学预防治疗或免疫预防治疗,治疗的方案或管理方式等。

4. 学生肺结核治疗情况及其治疗转归等。

5. 其他有关与结核病诊断治疗的情况,均可以进行记录存档。

第四章 结核菌素皮肤试验

结核菌素皮肤试验(tuberculin skin test,简称 TST),是用于检测受试者是否感染结核分枝杆菌的一项传统性的、常用的方法。由于临床上结核菌素皮肤试验常用的试剂为卡介菌纯蛋白衍生物(BCG-PPD)和结核菌素纯蛋白衍生物(TB-PPD),因此,临床上也称为 PPD 试验。

PPD 试验操作简单、不需特别的仪器和设备、价格相对低廉。近年在学校新生入学体检结核病筛查、结核病公共卫生事件发生后的结核病密切接触者的筛查等方面具有十分重要的地位。其主要应用范围包括:

1. 在结核病流行病学调查中的人群感染率调查。
2. 学校新生的入学体检结核病筛查。
3. 结核潜伏感染者预防性治疗对象的判断。
4. 菌阴肺结核、肺外结核和儿童结核病的辅助诊断。
5. 卡介苗接种质量考核与评价。
6. 结核病公共卫生事件发生后的密切接触者的筛查,结核病高危人群结核潜伏感染筛查。

第一节 PPD 的种类及剂量

一、我国生产的结核菌素试剂和剂量

目前,我国生产的结核菌素试剂有两个品种:卡介菌纯蛋白衍生物(BCG-PPD)和结核菌素纯蛋白衍生物(TB-PPD)。其产品规格和剂量。见表1。

表1 我国生产应用的纯蛋白衍生物规格和剂量

制品种类	规格	皮内注射剂量
卡介菌纯蛋白衍生物(BCG-PPD)	50IU/ml×1ml/支	0.1ml(5IU)/人次
结核菌素纯蛋白衍生物(TB-PPD)	20IU/ml×1ml/支	0.1ml(2IU)/人次
	50IU/ml×1ml/支	0.1ml(5IU)/人次

二、不同品种 PPD 的临床效价和使用

我国结核菌素纯蛋白类制品 BCG-PPD 与 TB-PPD 均采用国际结核菌素纯蛋白衍生物标准品 PPD-S 为基础进行标化,5 IUBCG-PPD 与相同剂量 5 IU TB-PPD 的效价与反应强度基本相同,BCG-PPD 和 TB-PPD 的等效性一致。

在学校新生入学体检、结核病疫情发生后的密切接触者的筛查中结核菌素试验遵照肺结核诊断标准执行(WS 288—2017)。

第二节 结核菌素皮肤试验的方法

PPD 试验的常用方法为皮内注射法(mantoux 法)。这也是国际通用的标准结核菌素皮肤试验方法。该方法反应比较敏感,注射剂量准确。

一、操作前准备

(一)物品准备

1. 测量卡尺(或小塑料尺);

2. 标记硬结边缘的圆珠笔;

3. 1ml 一次性蓝芯注射器;4~5 号针头;

4. 75% 消毒酒精及消毒棉签;

5. 结核菌素试剂;

6. 便携式冰桶或冰包;

7. 健康教育材料;

8. 结核菌素测试记录表等;

9. 应急处理器材及药品等。

(二)操作者准备

1. 核对结核菌素试剂品名、剂量及有效期,如有沉淀、安瓿破损及过期者不得使用,用时应记录批号。

2. 结素的保存 应该冷藏,不可直接放在冰上或泡在冰水中。

3. 操作者洗手并戴上手套。

4. 应在室内进行注射,避免日光直接照射。

5. 确认受试者信息,向受试者解释进行结核菌素皮肤试验的目的。

6. 告知受试者不要在注射后在注射部位洗、擦,并保持局部干燥、清洁。

7. 告知受试者局部出现瘙痒、红肿、水疱时的处理方法,在注射后48~72小时返回看结果。

8. 安瓿打开0.5小时未用完应该废弃。

9. 应严格执行无菌操作。

10. 注射前注意儿童健康状况,禁忌与卡介苗和其他生物制品同时注射。

11. 做好应急事件药品和相关器材的准备。

二、皮内注射操作步骤

1. 注射部位选择 位于左前臂掌侧中下1/3交界处,避开瘢痕,血管和皱褶。如近期(2周内)已做过结核菌素皮肤试验,则选择在第一次注射部位斜上方3~4cm处,或取右前臂。

2. 局部消毒 用75%酒精消毒皮肤。

3. 皮内注射 待酒精蒸发干燥后,用1ml注射器吸取0.1mlPPD(含5IU PPD),刻度和针孔斜面一致向上;托住被试验者的前臂并绷紧皮肤;将针尖平放在绷紧皮肤上,稍向下压,呈5°~10°角刺入皮内,不见针孔即可;一手固定针头,一手推药,缓慢准确地注射0.1ml,呈直径约为6~10mm大小白色隆起,不要揉摩,将针稍捻转后退出(图4)。

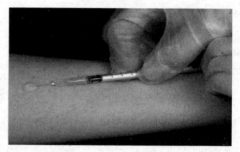

图4 皮内注射

4. 每注射一针一人需要更换注射器和针头。

5. 注射后观察 注射后受试者原地休息,观察30分钟后,如无不适方可离开。

第三节 PPD试验结果检查与测量

一、PPD试验结果的检查测量

1. 观察时间 根据结核菌素皮肤试验反应过程,一般于注射后8~12小时局部开始出现红肿,48~72小时反应达高峰,试验局部出现硬结。因此,以注射后72小时观察结果最佳(图5)。

2. 硬结的测量 测量前首先找到注射针眼,然后用示指从红晕周边向中心轻轻触摸,找到硬结边缘,确定横径和纵径测量点,并用透明的毫米尺测量。如果硬结边缘不清楚,需要轻触确定边缘后,用笔作标记,再进行测量(图6)。

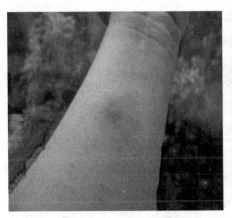

图 5　PPD 试验硬结观察

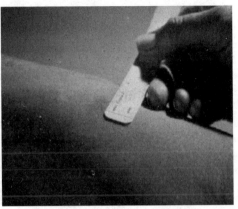

图 6　PPD 试验硬结测量

3. 记录 首先记录硬结的横径,再记录硬结的纵径,以毫米数表示。局部有水疱、坏死、溃疡、双圈、淋巴管炎等记录在硬结毫米数的后面(图7)。如:硬结横径为16mm,纵径为18mm,有水疱,则记录为"16×18,水疱"。

4. PPD 试验硬结反应测量由于在不同阅读人技术有差异的情况下,以针眼为中心的横竖平均直径法,操作规范,可以减少误差,且

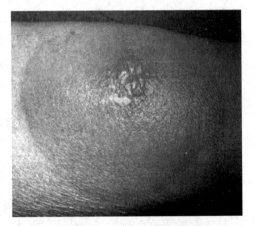

图 7　PPD 试验硬结记录

更方便和简易。因此,历年来我国一直采取横竖平均直径法测量 PPD 反应硬结的大小。

硬结平均直径测量法以硬结平均直径表示。硬结平均直径 =(横径 + 纵径)/2。

如上例:PPD 反应大小为:(16+18)/2=17mm。

5. 结核菌素试验查验反应的注意事项

（1）光线要充足。要避免光线直接照射影响视线。

（2）观察反应时，衣袖要解开，胳膊稍弯曲使肌肉放松，以保证观察 PPD 反应的标准性。

（3）观察反应前，应先找到针痕，以免误将未注射者当作阴性反应处理。

（4）硬结反应明显者，可直接用尺测量，反应不明显者，需用示指轻轻抚摸后测量。

二、PPD 试验检查信息的记录

PPD 试验的结果应记录在结核菌素皮肤试验检查记录表中。PPD 试验记录需要包括下列几方面的内容：

1. PPD 试剂信息 PPD 批号、有效期；受试者使用同一个批号和相同的有效期，登记在同一页上，如更换新的 PPD 批号，另换新的一页。

2. 受试者信息 姓名、性别、年龄、班级和受试者联系方式。

3. 注射信息 注射时间（应精确到小时）、注射人员签名（为受试者进行注射的医疗卫生保健人员）。

4. 查验反应信息 查验反应时间（也应精确到小时）、结果：包括硬结大小（记录横径和纵径）、皮肤强反应需要分别记录水疱、溃疡、坏死、淋巴管炎；查验反应人员签名等。结核菌素皮肤试验记录表。见表 2。

表 2 结核菌素皮肤试验记录表

PPD 批号：　　　　　　　　　　　PPD 有效期：

序号	姓名	性别	年龄（周岁）	注射时间（月 日 时）	查验反应时间（月 日 时）	硬结大小（横径和纵径）mm	水疱/溃疡/坏死/淋巴管炎	受试者联系电话	注射人员签名	查验反应人员签名

三、PPD 试验结果的判断标准

PPD 皮肤试验后,72 小时(48~72 小时)检查反应,以触摸和测量皮肤硬结为阳性判断标准。

我国 PPD 试验的判断标准分成阴性和阳性反应。

阳性反应又分为阳性、一般阳性、中度阳性和强阳性。具体标准如下:

1. 阴性(-) 硬结平均直径 <5mm 或无反应者为阴性。

2. 阳性反应(+) 硬结平均直径≥5mm 者为阳性。

(1)硬结平均直径≥5mm,<10mm 为一般阳性;

(2)硬结平均直径≥10mm,<15mm 为中度阳性;

(3)硬结平均直径≥15mm 或 <15mm 但局部出现双圈、水疱、坏死及淋巴管炎者为强阳性。见表 3。

表 3 PPD 试验判定结果和反应强度

硬结平均直径(mm)	判定结果
<5	阴性
≥5mm,<10mm	一般阳性
≥10mm,<15mm	中度阳性
≥15mm 或 <15mm 局部出现双圈、水疱、坏死及淋巴管炎者淋巴管炎等任意一项者	强阳性

第四节 PPD 试验不同结果的意义及处理

根据 PPD 试验的结果和对象的不同,其临床意义不同。因此对 PPD 试验不同结果的后续处理应采取不同措施和方法。

一、阳性反应结果的意义及处理

1. PPD 试验一般(或中度)阳性 如果经胸部影像学检查无异常或无结核病变,没有身体其他部位结核病的临床证据,可以考虑为结核菌感染者(或接种卡介苗后免疫反应),此类情况不需做特别处理;

2. PPD 试验一般(或中度)阳性,出现肺结核可疑症状,胸部影像学检查发现异常或高度怀疑结核病变,结核病细菌学检查阴性,可作为肺结核的辅助诊断的依据,此类情况应进一步做其他结核病项目检查,以明确诊断;

3. PPD 试验反应强阳性,无肺结核可疑症状和胸部影像学检查正常,此类情况在知情同意的情况下,进行抗结核化学药物预防性治疗,或免疫制剂预防性治疗;对没有预防性治疗者,进行医学观察。

4. 5 岁以下的幼儿,未接种卡介苗,而结核菌素试验阳性或强阳性反应,有家庭结核病密切接触史,并伴有发热、消瘦等不适症状、应进行进一步检查以排除体内是否有活动性结核。此类情况不管体内是否有活动性结核病,均应按涂阴结核患者治疗管理。

5. 新生儿和婴幼儿在接种卡介苗后 4~8 周,PPD 试验反应阳性,说明卡介苗接种成功,机体人工免疫已经建立。但卡介苗接种后结核菌素皮肤试验的反应强度明显弱于结核菌自然感染。此类情况不需做特别处理。见表4。

表4　结核自然感染和人工感染结核菌素皮肤试验反应的区别

感染类型	质地	颜色	硬结大小均径(mm)	边缘	平均直径>15mm	强反应保持时间
自然感染	厚硬	深红发紫	一般≥13	清楚	多见	多见,长时间不易消退
卡介苗接种	软薄	浅红淡红	一般 5~9	不清	少见	较少,短时间逐渐消退

二、阴性反应结果的意义及处理

1. PPD 试验呈阴性反应,常表明人体未受过自然感染,或至少说明过敏性轻微。此类情况不需做特别处理。

2. 结核患者的密切者,有明显的接触史,但感染时间短,免疫及变态反应尚未形成(变态反应前期),此类情况不需做特别处理,应在 3 个月后复查 PPD。

第五节　PPD 试验的禁忌证和不良反应

一、PPD 试验的禁忌证

在进行 PPD 试验前,要对每个受试者注意询问和观察是否有禁忌证。注射时有禁忌证者不能进行 PPD 试验。

1. 发热；

2. 患急性传染病（如麻疹、百日咳、流行性感冒、肺炎等）、急性眼结膜炎、急性中耳炎；

3. 精神紧张、有多种药物过敏反应史、癔症史者；

4. 受试者患有全身性皮肤病；

5. 血液病；免疫系统疾病；

6. 临床医生判定暂不适合进行结核菌素皮肤试验的其他情况；

7. 本人和家庭拒绝注射，经解释后仍不配合者。

二、PPD 试验的不良反应及处理

PPD 试验的不良反应相对较少见。但在进行 PPD 试验前医疗卫生保健人员应了解不良反应的种类和处理原则，才能保证在 PPD 试验发生不良反应时做出及时处置。

1. PPD 试验的全身不良反应及处理

（1）晕厥：PPD 试验注射时，极个别受试者会出现头晕、心慌、脸色苍白、出冷汗等现象，甚至突然晕倒，失去知觉。一般在注射后 6~10 分钟出现。此时应立即起针，让受试者躺下，头部放低，松解领扣及腰带，保持安静，注意保暖。可同时捏压人中、合谷、足三里等穴位或用祛风油擦涂双测太阳穴，待稍好转时可喝些开水或糖水。一般不需特殊处理，在短时间内即可恢复正常。同时要特别注意受试者的血压、脉搏等生命体征，判明是否为过敏性休克。如果在数分钟内不恢复正常者，可皮下注射 0.1% 肾上腺素，10 岁左右儿童注射 0.3~0.5ml，幼儿酌减。

晕厥主要发生在学龄儿童，新生儿和学龄前儿童少见。在性别上，主要为女性，男学生少见。此种晕厥大多由于各种精神因素（如：精神紧张、恐惧等）和刺激，通过神经反射发生急性一过性脑缺血所引起，系血管神经性晕厥，短期内可自然恢复，好转后不留任何症状。

晕厥的预防：试验前应加强对受试者的宣教，解除精神紧张，接种前作好健康询问和检查工作。空腹、劳累、体质衰弱、睡眠不足、室内通风不足等常易发生晕厥，尤需注意。

（2）过敏反应：可表现为全身皮肤瘙痒，部分患者可出现皮疹，极少数患者出现过敏性休克反应。全身皮肤瘙痒和皮疹可以服用抗组胺药对症处理。

如果发生过敏性休克,需要按照过敏性休克程序及时处理,必要时皮下注射 0.1% 肾上腺素 0.5~1.0ml。

（3）发热:首先需要与其他引起发热的疾病鉴别。如确为结核菌素皮肤试验所致,轻度发热无需特殊处理,可休息,重度和重度发热者,要进行对症治疗,并做好观察,直到发热改善。

2. PPD 试验局部不良反应及处理　PPD 试验后出现一般阳性的局部红肿、硬结,不需处理,几天后即可自行消退。局部出现水疱、溃疡、坏死及淋巴管炎等强烈反应时,应做适当处理。

（1）水疱:出现小水疱时应保持局部清洁、干燥,避免抓挠;注射部位出现大水疱,可用消毒过的空针将水疱内液体抽出,保持局部清洁,用消毒纱布包扎,以免污染。

（2）溃疡或坏死:PPD 试验后出现局部溃疡或坏死时,应保持局部清洁,涂擦外用地塞米松（0.05%）或氟轻松软膏（0.025%）,并覆盖无菌纱布,以防感染。

（3）淋巴管炎:PPD 试验后出现淋巴管炎时,应适当限制患肢剧烈活动,早期可采取热敷来缓解症状。

（4）病灶反应:PPD 试验后个别肺结核患者可出现肺部病灶周围毛细血管扩张,通透性增加,浸润渗出增多,发生反应性病灶周围炎。此类情况一般不必做特殊处理,特别严重时可随诊观察,一周内多可自行消退。

第六节　结核菌素皮肤试验的影响因素

从理论上讲,感染结核菌的人结核菌素皮肤试验会产生迟发型超敏反应。但在人体皮肤试验中,有许多因素可以削弱结核菌素皮肤试验的反应强度。故在进行结核菌素皮肤试验和结果判断时要引起注意。

一、影响结核菌素皮肤试验结果减弱的个体因素

1. 微生物感染　病毒感染,如麻疹、腮腺炎、水痘等;细菌感染,如伤寒、布鲁菌病、重症结核病等;真菌感染,如南美芽生菌等;

2. 活病毒疫苗预防接种　如麻疹、脊髓灰质炎等;

3. 代谢紊乱,如慢性肾炎;营养不良,如严重蛋白质缺乏;

4. 淋巴系统疾病,如何杰金氏病、淋巴瘤、结节病等;

5. 药物,如皮质类固醇、免疫抑制剂等;

6. 年龄,如新生儿、老年人;

7. 应激状态,如外科手术、烧伤、精神患者、移植物抗宿主反应等。

二、结核菌素试剂的影响

1. 试剂生产质量不符合要求,稀释不当、污染;

2. 没有在冷藏条件运输和保存,化学变性。

三、注射和查验反应的影响

1. 结核菌素注入剂量不足;

2. PPD 试剂开瓶后放置时间过长(如夏天超过半个小时)、试剂吸入针管后放置时间过长;

3. 查验反应与记录错误。如查验反应的技术不熟练、操作不规范,或记录错误等。

为此,在结核菌素皮肤试验中,要注意从试剂的生产、运输、存储、使用等各方面做好质量控制工作,在现场操作时要做好人员的培训工作,使注射和查验反应标准化。

四、影响结核菌素皮肤试验结果的因素

(一)假阴性反应

机体虽已受结核菌感染,但结核菌素皮肤试验为阴性反应,称为假阴性反应,可能的原因有:

1. 机体处于变态反应窗前期　机体在感染结核菌或接种卡介苗后 4~8 周内,细胞免疫尚未建立,这段时间称为"变态反应前期"。此时,结核菌素皮肤试验常无反应。有报道显示,临床潜伏期平均为 2~3 周,变态反应前期平均为 5~6 周,故临床及影像学表现可出现在结核菌素试验阴性的时候。

2. 重症结核病患者　重症结核病患者如血行播散性结核病、结核性脑膜炎、干酪性肺炎患者,因传递免疫作用的致敏淋巴细胞减少,可使变态反应暂时受到抑制。Roorey 报告 100 例活动性结核患者,入院时 21% 结核菌素皮肤试验为阴性,经 2 周治疗与营养后,阴性反应仅 5%。

3. 病毒感染或急性传染病患者　HIV(人类免疫缺陷病毒)/AIDS(艾滋病)感染及急性传染病,如麻疹、猩红热、伤寒、水痘、腮腺炎、风疹、病毒性肝炎等

疾患时,因机体免疫系统受到干扰,结核菌素皮肤试验可出现假阴性。

4. 结节病 Mngock 观察 138 例结节病患者,5TU 结核菌素皮肤试验阳性反应 20 人(占 14%),118 人阴性(占 86%)结节病患者接种卡介苗后,只有 1/3 阳转,且呈暂时性。

5. 肿瘤 Hughes 报告,122 例肿瘤患者和 122 例对照组人群中结核菌素试验结果,肿瘤患者结核菌素试验阴性人数 59 人(48%),对照组 23 人(19%)。解放军总医院报告,支气管肺癌结核菌素试验阳性率为 25.5%,对照组阳性率为 75%。

6. 药物因素 Rend(1983 年)认为,皮质激素改变淋巴细胞运行,强的松可使外周 T 淋巴细胞缺乏。服用抗癌药物亦可使结核菌素反应减弱或呈阴性反应。抗结核药品对结核菌素试验的结果也有影响。Dantee(1967 年)用异烟肼化学预防时,15 人中有 9 人在用异烟肼 18 个月后结核菌素试验阴转,这一现象大多发生在弱阳性反应者。

7. 营养不良 营养不良可造成 T 细胞功能低下。Edelmoon 报告 2,4 二硝基氟苯(简称 DNFB 或 FDNB)营养不良者有 13% 为阳性,营养改善后 75% 为阳性;白色念珠菌素营养不良者 14% 为阳性,营养改善后阳性率为 92%。恶病质者、高热患者等致结核菌素皮肤试验反应强度下降,可出现假阴性。

8. 结核菌素试验复强作用 自然感染结核菌或接种卡介苗后,随着时间的推移,结核菌素皮肤试验反应可以减弱或呈阴性,1~2 周后用同剂量重复做结核菌素皮肤试验时,结核菌素皮肤试验会恢复阳性反应。验证第一次反应为假阴性。

9. 非特异性无变态反应性 Rich 认为,由于周围血管机制的变化改变了血管对炎症刺激物的反应能力,结核菌素试验可呈阴性反应。

10. 技术因素

(1)结核菌素效能不足,日光照射(直接阳光照射 10 分钟,效能减少 80%);

(2)技术误差;

(3)结核菌素吸附作用;

(4)剂量不足,误注皮下或查验反应不熟练等。

(二)假阳性反应

机体没有受结核菌感染,但结核菌素皮肤试验为阳性反应,称为假阳性反应,可能的原因有:非结核分枝杆菌感染。由于结核分枝杆菌与非分枝杆菌存在部分交叉抗原,对结核菌素皮肤试验有交叉反应,可能显示结核菌素皮试阳性。

第七节 结核菌素试验的质量控制

结核菌素试验的质量控制,包括从试剂的生产、运输、储存、使用等各个环节的质量控制,以及受试对象和工作人员操作与记录过程的质量控制。

一、结核菌素的保存

PPD粉剂很稳定,一经稀释就易变质。稀释度越大越不易保存。1956年Magnas正式报告,玻璃对结核菌素有吸附作用,且不论用何种材料制成的容器只要与稀释结核菌素接触,均有吸附作用。在结核菌素中加表面活性剂吐温80(聚山梨醇酯八十)后可减少吸附。结核菌素效价降低或失效的主要原因包括容器的吸附作用,光线、温度和时间等。

为此,在结核菌素试验应用的实际工作中,应注意以下几点:

1. 不要自配稀释结核菌素,不要自行更换结核菌素容器,否则将减少效价。

2. 过期试剂不能再用。

3. 每人一针一管,每次吸入注射器的量适当,不要在注射器里来回抽吸。

4. 结核菌素吸入注射器后,应尽快应用,不能久放。

5. 不足注射量者不能使用。

6. 为保持结核菌素的效价,结核菌素试剂在运输过程中应冷藏(2~8℃)、避光保存;在现场调查试验时,应放在冷藏箱或冰桶里,不能直接放在冰上。高温可使蛋白质变性引起效价下降或其他的质量问题,高温也会加速结核菌蛋白在容器里的吸附作用,降低效价。

7. 注射时避免日光直接照射。1926年Hausnlan报告稀释结核菌素经日光照射2小时可完全失效。1955年WHO报告,人工光线、日光可使结核菌素效价下降约80%。PPD的保存应避免日光、荧光、紫外线的照射。

8. 结核菌素试剂应与其他注射剂分开存放。避免与其他注射试剂、药物混合存放,以免弄错。

二、结核菌素试剂使用注意事项

1. 试验前应先核对品名、剂量及有效期,检查结核菌素试剂的规格和质量。如出现混浊、有沉淀和变质、安瓿破损及过期者不得使用。使用时必须非常小心,不能错用,否则可能造成严重事故。

2. 在打开安瓿和注射时,应注意防止结核菌素试剂溅入眼内,若不慎溅入眼内,应立即用清水冲洗。

3. 安瓿开启后应在 30 分钟内用完,未用完者应废弃。

4. 紫外线能提高皮肤对结核菌素的敏感性,结核菌素皮肤试验应在室内进行,避免阳光照射;结核菌素试剂不宜被日光直射,应放在盒内避光保存。

5. 结核菌素试验需要每人一针一管。

6. 用完的结核菌素试剂安瓿需要集中收集,按照医用废品统一销毁。切忌将碎片撒落在地上,防止刺伤他人。

三、PPD 试验受试者的管理

1. 操作人员进行 PPD 试验前,应询问受试者,了解受试者有无禁忌证,对有禁忌证不进行结核菌素试验。

2. 做好对受试者的宣传工作。宣传内容包括试验目的和意义,结核菌素皮肤试验可能出现的反应,结核菌素皮肤试验的观察时间,避免受试者紧张。

3. 注射时或注射后出现晕厥、癔症反应、过敏反应及过敏性休克、注射局部形成溃疡、感染和坏死等并发症,应及时给予对症处理。

4. 接受 PPD 试验的受试者,按照 PPD 试验记录表记录相关信息。受试者进行试验时,记录受试者使用 PPD 的批号,受试者编号,姓名,皮试时间,联系方式等。

5. 告诉受试者 72 小时返回查验结果时,特殊情况下可以在 48~96 小时之间看结果,确保受试者复验率。

6. 对受试者复验结果时,应按照要求测量记录反应横径、纵径,是否有水疱、溃疡,以及测量时间等。

7. 应对 PPD 试验结果进行分析和处理。对 PPD 强阳性者,可结合临床进行进一步检查,按照《肺结核诊断标准》进行诊断,对肺结核患者进行治疗和管理。对 PPD 试验阳性,经检查排除活动性结核病,符合化学预防条件者,可进行抗结核预防性化疗和管理。

四、人员培训

为了规范 PPD 试验的操作、统一测量和结果判定标准,从事结核菌素皮肤试验工作的医护人员,须经专业培训后才能参加操作。

1. 培训内容

(1) PPD 皮肤试验前的准备;

(2) PPD 皮肤试验操作方法;

(3) PPD 结果判读和记录;

(4) PPD 试验不良反应的处理等。

2. 培训方式 结核菌素皮肤试验的培训方法可根据当地的师资、装备等具体情况而定。采用授课、见习和实习相结合的培训方法是目前常用的方法,而且培训效果较好。

3. 培训与考核

(1) 培训和考核前准备:前 3 天,准备 5~8 名志愿者,选择经过培训的标准化操作的医疗卫生人员作为培训师,提前对志愿者进行结核菌素皮肤试验,供培训期间结果判读考核用。

(2) 理论培训:培训期间,由培训师对学员进行理论培训,理论培训结束后,进行理论考试,将考试结果填入《结核菌素皮肤试验考核评分表》中,见表 5。

(3) 结核菌素试验标准化操作演示和操作实践。

1) 由培训老师选择学员中 1~2 名志愿者进行结核菌素试验的标准化操作演示,并进行逐步讲解;

2) 学员间在老师的指导下,相互进行皮内注射标准化操作;

3) 由培训师对培训前准备的 5~8 名志愿者进行结核菌素试验的结果标准化测量的示范。各学员分组进行测量和判读,将结果填入到《结核菌素皮肤试验考核评分表》的结果记录中,并将结果与培训师判读的结果进行比较。

(4) 结核菌素试验结果判读考核:每个学员测量 5 名结核菌素皮肤试验 72 小时后的受试者的结果,与经验丰富、标准化操作的师资测量结果进行比较。结核菌素试验硬结平均直径相差 ≤2mm 为合格,≥3mm 为不合格。5 个受试者测量结果出现 2 例不合格,需要重新进行标准化操作培训。

(5) 测量不合格的分析

1) 手指触摸不规范,对硬结的边缘感觉不适,或没有做标记等。

2) 测量不准确,没有按照手臂的横径和纵径垂直测量等。

(6) 考核评分:现场操作期间和结束后,每一位学员需按照《结核菌素皮肤试验考核评分表》的内容进行考核评分。考核评分的方式可由学员自行考核评分,也可由学员间互相考核评分或由老师进行考核评分。

(7)评分结果和结论:考核总分设计为100分,对总分高于80分、注射操作步骤和查验结果操作步骤项目均高于16分为培训合格。反之,对总分低于80分、注射操作步骤和(或)查验结果操作步骤项目低于16分为培训不合格,需要继续培训,具体评分见表5。

(8)不能进行标准化操作的人员或未经标准化培训的人员,不能从事结核菌素皮肤试验。否则将会影响PPD试验的结果和意义。

表5 结核菌素皮肤试验考核评分表

项目	内容	分值	扣分	得分
结素试验理论知识	由培训班出题(2~3题)考试	20		
试验前对受试者准备	1. 向受试者讲解试验目的、方法; 2. 询问受试者身体情况和有无药物过敏史等; 3. 观察受试者精神、意识状态等; 4. 检查受试者局部皮肤情况; 5. 告知受试者注射部位不可揉、擦、抓以免局部感染,避免肥皂水刺激	10		
试验前的物品准备	1. 测量卡尺(或小塑料尺); 2. 标记硬结边缘的圆珠笔; 3. 1ml一次性蓝芯注射器;4~5号针头; 4. 75%消毒酒精及消毒棉签; 5. 结核菌素试剂; 6. 便携式冰桶或冰包; 7. 健康教育材料; 8. 结核菌素测试记录表等; 9. 应急处理器材及药品等	10		
试验前操作者准备	1. 核对结核菌素试剂品名、剂量及有效期,如有沉淀、安瓿破损及过期者不得使用,用时应记录批号; 2. 结素应该冷藏保存,不可直接放在冰上或泡在冰水中; 3. 操作者洗手并戴上手套; 4. 应在室内进行注射,避免日光直接照射; 5. 确认受试者信息,向受试者解释进行结核菌素皮肤试验的目的; 6. 告知受试者不要在注射后在注射部位洗、擦,并保持局部干燥、清洁;	20		

续表

项目	内容	分值	扣分	得分
试验前操作者准备	7. 告知受试者局部出现瘙痒、红肿、水疱时的处理方法,在注射后 48~72 小时返回看结果; 8. 安瓿打开半小时未用完应该废弃; 9. 在工作应严格执行无菌造作; 10. 注射前注意儿童健康状况,禁忌卡介苗和其他生物制品同时注射	20		
注射操作步骤	1. 核对试剂; 2. 核对评估、受试者; 3. 洗手戴口罩; 4. 1ml 注射器吸取 0.1ml 结核菌素; 5. 再次核对; 6. 皮内注射 0.1ml 结核菌素; 7. 注射皮丘大小、皮丘外观; 8. 指导患者如有不适随时报告; 9. 询问患者的需要; 10. 处理用物,洗手、脱口罩; 11. 记录注射时间,记录注射部位; 12. 无菌操作原则	20		
查验结果操作步骤	1. 查验结果时间; 2. 测量方法标准; 3. 结果记录; 4. 测量时光线是否充足; 5. 看反应时受试者衣袖是否解开,胳膊肌肉放松; 6. 反应不明显者,示指轻轻抚摸后测量是否规范	20		
总分		100		

第八节　结核菌素试验中常用的统计方法

一、结核菌素试验率(%)

定义:在一定时间内、一定人群中应该参加结核菌素试验的人数中实际参加结核菌素试验的人数。在进行结核分枝杆菌潜伏感染率和年感染率调查和结核病暴发调查中,为了获得比较准确的疫情,要求结核菌素试验率大于95%。

公式:结核菌素试验率(%)=实际参加结核菌素试验的人数/应该参加结核菌素试验的人数

二、结核菌素复验率(%)

定义:在一定时间内、一定人群中参加结核菌素试验的人数中72小时进行复验结果的人数。结核菌素试验的复验工作十分重要。要在注射时做好受试者的宣传工作,要求受检人员复检率达到98%以上。对于在72小时不能来复验的人员,可以在48~96小时内进行复验,并在登记表上注明时间。

公式:结核菌素复验率(%)=48~72小时进行复验结果的人数/实际参加结核菌素试验的人数。

三、结核菌素阳性率(%)

定义:在一定时间、一定人群中参加结核菌素复验人数中的阳性人数。在阳性率的统计中,可以按照不同人群、不同结核菌素试验的阳性级别进行统计分类,特别注意分析结核菌素试验强阳性的比例和人群分布。

公式:结核菌素阳性率(%)=结核菌素复验人数中阳性人数/结核菌素复验人数

第五章　胸部影像学检查

胸部影像学检查可以帮助判断肺结核病变的部位、病变的程度及范围，是肺结核常用的诊断方法。在学校结核病筛查中，影像学检查对肺结核患者早期发现，尤其是对无典型结核症状患者的发现，学校结核病疫情的后期处理有着重要价值。

第一节　胸部影像学检查对象及流程

一、胸部影像学检查对象

胸部影像学检查包括以下对象

1. 学生入学体检，教职员工入职体检；
2. 学生及教职员工定期体检；
3. 肺结核可疑症状者检查、结核病密切接触者检查。

二、胸部影像学检查流程

（一）无肺结核可疑症状者

1. 15 岁以下儿童　为减少放射线对低龄儿童损伤，按照国家影像学检查相关规定，15 岁以下儿童做结核病主动筛查时，无肺结核可疑症状者先做结核菌素试验，结核菌素试验强阳性者接受胸部影像学进一步检查。

2. 15 岁以上人群　15 岁以上人群，可直接接受胸部影像学及其他结核病相关检查。

（二）有肺结核可疑症状者

有咳嗽、咳痰、胸痛、发热、咯血等肺结核可疑症状者，可直接接受胸部影像学及其他结核病相关检查。

第二节　肺结核影像检查方法

胸部影像学检查包括：胸部 X 线摄影、电子计算机体层摄影（CT）、磁共振成像（MRI）等。胸部 X 线摄影是肺结核诊断及筛查最常用的影像学检查方法，是学校结核病筛查的首选方法，其他影像学检查方法，可在疑难患者鉴别诊断时使用。

一、胸部 X 线摄影

胸部 X 线摄影包括：普通模拟 X 线摄影、计算机 X 线摄影（CR）、直接数字 X 线摄影（DR）。CR 和 DR 胸片影像信息量大，层次丰富，图像清晰，细腻。同时具备后处理功能，可对感兴趣区的影像信息加以处理，如病灶放大、对比观察等，有逐渐取代传统模拟 X 线摄影的趋势。

二、电子计算机体层摄影（CT）

CT 扫描可清晰地显示人体横断面影像，无影像重叠；可显示密度差异较小的组织结构与病变，具有较高的对比分辨率；可以精确地测量组织及病变的密度值，对确定组织结构及病变性质具有重要价值。有助于疾病的诊断与鉴别。

三、胸部磁共振成像检查（MRI）

在肺结核的诊断中应用较少。多用于结核球与肺癌的鉴别诊断；其显示肺门、纵隔淋巴结及血管的影像优于 CT。

第三节　肺结核的影像诊断要点

在结核病变的发展过程中，由于人体的抵抗力和免疫状态不同，所感染的结核杆菌毒力不同，其病变过程、临床特点及影像表现形式亦不相同。

一、活动性肺结核影像特点

1. 原发性肺结核　原发性肺结核为机体初次感染结核杆菌所致，主要见于儿童和青少年，成人较少见。

影像特点：

（1）原发综合征

1）上叶尖后段或下叶尖段的片状、斑片状阴影，边缘模糊。

2）自肺野内的片状、斑片状阴影引向肺门的索条状阴影（淋巴管炎）。

3）肺门或纵隔淋巴结的肿大,边缘或模糊或清楚。若同时具有原发病灶、淋巴管炎和肺门淋巴结炎,则称为原发综合征的"双极期"。

（2）肺门和纵隔淋巴结结核:肺内原发病灶已经吸收,仅肺门和纵隔淋巴结结核继续进展,或者原发结核病变直接感染淋巴结而形成,在胸片上主要表现为肺门或纵隔淋巴结的肿大,呈圆形或椭圆形边缘清楚的结节状影凸向肺野,即"肿瘤型"。当同时合并肺门淋巴结周围炎或继发性浸润时,则表现为边缘模糊的肺门增大阴影,即"炎症型"。

2. 血行播散性肺结核

（1）急性血行播散性肺结核:急性血行播散性肺结核又称急性粟粒性肺结核,往往多是继发于纵隔淋巴结核或肺外结核,是由大量结核菌一次或短时间内多次进入血循环而形成。亦多见于儿童和青少年,成人较少见,但部分机体免疫力低下的患者亦可患粟粒性肺结核。在病理上主要特点是全肺弥漫性分布的结核结节。

影像特点:两肺弥漫分布的粟粒样结节影,直径约 1~3mm 大小,最初边缘不清,待合并的渗出性病变吸收后,则结节边缘清楚。粟粒病灶在分布、大小和密度上表现为"三均匀"状态为其特点。结合临床高热等病史和肺外的结核病变,确立诊断即可认为是活动性肺结核病变。随着时间的推移,出现病灶融合而失去三均匀的特点,则可再次充分证明为活动性肺结核。值得注意的是粟粒性肺结核早期阶段,胸部影像学检查显示不明确,有时仅表现为肺野透过度减低。据报道急性血行播散型肺结核需 3~6 周以后才能在胸片上显示,由于它是多个在胸片分辨率以下的微结节叠加的结果,故难以评价每个结节的大小、边缘和内部特征。

（2）亚急性或慢性血行播散性肺结核　亚急性或慢性血行播散性肺结核由少量结核菌或在较长时间多次进入血循环而形成,且多见于成人。在病理上渗出、增殖及纤维性等新老病灶共存是其特点。

影像特点:两侧中上肺叶分布的斑片、结节状阴影,且形态大小不一。病灶边缘部分清楚,部分模糊,后者提示病变尚有活动性。在分布、大小和密度上,从肺尖至肺底呈逐渐递减状态,即"三不均匀"。一般如中下肺播散性病灶密度较低,边缘欠清楚,并沿着肺纹理分布,提示血行播散性病灶的形成的时间并不太长,结合引起血行播散的原发结核病变,可考虑为活动性肺结核病变。

3. 继发性肺结核　继发性肺结核中最常见类型为浸润性肺结核,多见于成人。

影像特点：

继发性肺结核的影像表现多种多样，比较复杂。除在病变位置上大多局限于一侧或两侧肺尖和锁骨下区及两下肺叶尖段外。

（1）斑片状或片状实变影，边缘模糊不清，是活动性肺结核病变胸片上的最常见表现。

（2）"腺泡"结节影（玫瑰花结影），在解剖上腺泡为直径约 7mm 的肺实质单位，由终末细支气管及其所属的肺组织构成。当腺泡内的空气为结核病变取代时，在胸片上显示为边缘或清晰或模糊，密度稍高，直径等于或大于 1.0cm 的略不规则的结节影，有时形成玫瑰花结状。

（3）融解、空洞及播散征象，干酪性坏死灶的融解液化或经支气管排出后空洞形成，是活动系肺结核中的常见征象。

（4）结核球（又称结核瘤）指：纤维包裹的干酪病灶直径在 2.0cm 以上者（也有认为 1.0cm 以上者）。胸片表现为圆形或椭圆形，边缘光滑，无分叶或有浅分叶，病灶内部有时可见小点状钙化之高密度影。

4. 结核性胸膜炎　胸膜结核为结核杆菌经血循环、淋巴或肺部结核病变直接波及胸膜而致病，只要胸膜腔存在积液，无论积液量多少都应视为结核病具有活动性。

结核性胸膜炎分为干性胸膜炎和渗出性胸膜炎。干性胸膜炎为胸膜的早期炎性反应，通常无明显的影像表现；渗出性胸膜炎主要表现为胸腔积液，且胸腔积液可表现为少量或中大量的游离积液，或存在于胸腔任何部位的局限积液，吸收缓慢者常合并胸膜增厚粘连，也可演变为胸膜结核瘤及脓胸等。

5. 气管、支气管结核　气管及支气管结核主要表现为气管或支气管壁不规则增厚、管腔狭窄或阻塞，狭窄支气管远端肺组织可出现继发性不张或实变、支气管扩张及其他部位支气管播散病灶等。

二、非活动性肺结核病变

非活动性肺结核病灶又称相对静止性肺结核或陈旧性肺结核。无活动性结核相关临床症状和体征，细菌学检查阴性，影像学检查符合以下一项或多项表现，并排除其他原因所致的肺部影像改变可诊断为非活动性肺结核。

1. 钙化病灶（孤立性或多发性）；

2. 索条状病灶（边缘清晰）；
3. 硬结性病灶；
4. 净化空洞；
5. 胸膜增厚、粘连或伴钙化。

第六章 结核病患者的接触者检查

肺结核是通过呼吸道传播的慢性传染病,与肺结核患者(尤其是病原学阳性患者)有密切接触的学生或其他人群,极易受传染和发病,接触的时间越长,造成接触者感染的危险也就越大。因此对学校发生的肺结核患者的接触者进行检查和开展有关的健康教育,以早期发现患者并给予彻底治疗,是学校结核病控制的重要措施之一。

肺结核患者接触史是肺结核分枝杆菌潜伏感染和发病的明确危险因素,接触者与普通人群相比具有更高的感染率和发病率。美国、加拿大和大多数结核病低发病率的欧洲国家对所有可疑或者确诊的结核病例进行接触者调查,用以识别和治疗接触者当中的活动性结核病二代病例和潜伏性感染者。一般而言,在中高发病率地区进行接触者调查,活动性结核病新发病例的发现率为8%~25%,其中婴儿为40%,儿童为20%,成人为5%~10%。因此,对学校结核病患者的接触者进行调查,对于提高患者发现和阻断结核病传播有着重要的价值和意义。

第一节 接触者的定义

肺结核接触者是指与活动性肺结核患者,尤其是传染性肺结核患者(一般称指示病例)长时间在同一房间或同一楼层学习(工作)、居住、生活的接触者,包括患者的家庭成员、同学(室友或同事)、教师等;以及根据实际情况判断的其他接触者。

一、指示病例

判断肺结核患者的接触史,首先要确定肺结核指示病例,指示病例是指一个学校中第一个登记的肺结核患者(包括病原学阳性病例和临床诊断病例)。根据接触的密切程度,可以将指示病例的接触者分为密切接触者、一般接触者和偶尔接触者。

二、密切接触者

密切接触者包括：与指示病例共同居住者（同宿舍和家庭成员）；中小学生中的同班师生；大学或者其他非固定教学的学校中，与指示病例确诊前 3 个月内在同一教室或宿舍等场所直接连续接触 8 小时及以上或累计达到 40 小时及以上的人员。

三、一般接触者

与指示病例在同一教学楼层或宿舍楼层共同学习和生活者，或者与指示病例在其确诊前 3 个月内直接连续接触不足 8 小时或累计不足 40 小时的其他人员。

四、偶尔接触者

与指示病例在同一宿舍楼或教学楼但不在同一层的共同学习和生活者，或者有其他偶尔接触的师生。

第二节 密切接触者筛查范围的确定

一、第一轮筛查范围的确定

发现肺结核指示病例后，县级疾病预防控制中心应当及时指导学校组织学校师生开展第一轮筛查，第一轮筛查的范围一般限于密切接触者，包括指示病例的同班师生、同宿舍同学和家庭成员等，应尽可能覆盖全部密切接触者。

二、第二轮筛查范围的确定

在第一轮密切接触者筛查过程中新发现 1 例及以上肺结核病例，需将密切接触者筛查范围扩大至一般接触者（主要是与病例同一教学楼和宿舍楼楼层的师生），开展第二轮接触者筛查。

三、继续扩大筛查范围的确定

在第二轮筛查过程中再发现其他班级有新病例，需要根据实际情况，进一步扩大接触者筛查范围。如在第二轮密切接触者筛查过程中再发现 1 例及以上肺结核病例，需将密切接触者筛查范围扩大至与病例同一教学楼和宿舍楼的上下楼层或整栋楼。如在第二轮密切接触者筛查过程中虽然未发现新的肺结核病例,但 PPD 强阳性率显著高于当地正常水平时,也需将密切接触者筛查范围扩大至与病例同一教学楼和宿舍楼的上下楼层的师生;如无当地同年龄正常的 PPD 强阳性率数据,则在 PPD 强阳性率大于 20%~30% 时,也需要扩大筛查范围。

第三节　密切接触者筛查的方法

由于肺结核的密切接触者具有较高的发病和感染风险,因此其筛查的方法和程序比新生入学时的筛查更为严格,一般主张询问肺结核密切接触史和可疑症状、PPD 试验和胸部影像学检查等方法同时开展,以提高筛查效率。但儿童青少年由于尚处在发育期,为避免 X 射线对生长发育的影响,其接触者筛查有特殊的要求,具体如下。

一、15 岁以下的接触者

先进行肺结核症状筛查和 TST 检测(有 TST 禁忌证者或者有条件的地区可采用 γ- 干扰素释放试验),对有肺结核可疑症状者或 TST 检测强阳性者或 γ- 干扰素释放试验阳性者开展胸部影像学检查。

二、15 岁及以上的接触者

须同时进行肺结核症状筛查、TST 检测(有禁忌证者或者有条件的地区可采用 γ- 干扰素释放试验)和胸部影像学检查。

胸部影像学检查异常或有肺结核可疑症状者进行痰结核菌检查,包括痰涂片检查、结核菌培养检查及菌型鉴定和药物敏感性试验等,并且要尽可能进行痰结核菌分子生物学检查。要注意保留培养阳性的结核菌分离株,以备开展分子流行病学调查。

症状筛查、PPD 试验和胸部影像学检查的方法见第三章至第五章。

第四节　密切接触者筛查后的处理

一、肺结核可疑症状者的处理

对具有肺结核可疑症状但 PPD 结核菌素试验、胸部影像学检查和痰液检查均未发现异常者,应对其加强结核病相关知识的健康教育,并定期随访,半个月以后症状仍未消失者,需再次进行胸部影像学检查和痰液检查。

二、PPD 阴性者的处理

对初次筛查 PPD 试验呈阴性的密切接触者,应当加强健康教育,并在间隔 3 个月后进行第二次 PPD 试验,如发生阳转,则需再次进行胸部影像学检查和痰液检查,胸部影像学检查和痰液检查未见异常者,建议预防性治疗或定期随访。

三、PPD 一般阳性和中度阳性者的处理

筛查发现的 PPD 试验一般阳性和中度阳性、胸部影像学检查正常的师生应进行结核病相关知识的健康教育,教育其一旦出现肺结核可疑症状,应立即到当地结核病诊治定点医疗结构就诊并检查。有条件的地区最好也能在第3~6 个月、满 1 年、满 2 年时分别组织到医院进行胸部影像学复查。

四、PPD 强阳性者的处理

筛查发现的单纯 PPD 强阳性、胸部影像学检查正常的师生,在其知情、同意的基础上对其进行预防性治疗。结核病定点医疗机构应积极配合学校开展耐心、细致的教育说服,提高预防性治疗率。经耐心教育说服后仍不愿意接受预防性治疗者,由学校老师见证,签字后存档备查(未满 18 周岁的学生还需要家长签字),并建议其在第 3~6 个月、满 1 年、满 2 年时分别组织到医院拍摄进行胸部影像学复查。

五、胸部影像学检查异常者的处理

筛查中发现的胸部影像学检查异常的师生,应立即转至定点结核病医疗机构进一步检查和确诊。

六、单纯 PPD 强阳性者的预防性治疗

结核病预防性治疗的机制是通过使用一种或多种抗结核药物,减少体内休眠菌的数量,使其复燃的风险大大减少。在预防性治疗期间,也可以有效地防止新的潜伏感染的发生。

（一）预防性治疗的对象

1. 任何结核菌素试验反应≥15mm 或呈强阳性的师生,胸部影像学检查和痰液检查无异常者。

2. 结核菌素试验新近由阴性转为阳性(除外复强反应)或 2 年内 PPD 反应增加≥10mm 的师生,胸部影像学检查和痰液检查无异常者。

（二）预防性治疗的方案

1. 单用异烟肼 每天每公斤体重 10~15mg,顿服,每日不超过 300mg,疗程为 6 个月。此方案不良反应相对较小,但疗程长,在服药过程中需加强治疗管理。异烟肼耐药率高的地区不宜采用此方案。

2. 异烟肼和利福平 异烟肼的剂量同前,利福平剂量每天每公斤体重 10~20mg,顿服,每日不超过 600mg,疗程为 3 个月。此方案不良反应稍多,但疗程短,患者依从性相对较高。

3. 异烟肼和利福喷汀 异烟肼的剂量及服用方法同前,利福喷汀每周两次,剂量 450~600mg/ 次,顿服,每次不超过 600mg,疗程为 3 个月;此方案不良反应较少,疗程短。15 岁以下儿童尚无剂量规定和经验。

4. 预防性免疫治疗 可以选用国家相关部门批准的用于结核潜伏感染治疗的免疫制品开展预防性治疗(常用的有注射用母牛分枝杆菌疫苗,微卡)。

（三）预防性治疗的管理

1. 严格督导服药 每次服药可以由班级学生或校医、家庭成员等监督,用药后应有记录,学校医院的主管医生每周了解预防性治疗的情况,包括是否坚持规律服药,服药后有何不良反应;区(县)结防机构每 2~4 周发药并督导 1 次,发现问题及时处理;如发现有漏服药情况应及时补上并加强监管和健康教育工作。

2. 加强登记管理 要加强服药情况的登记,包括是否按时取药,规律服药;严格不良反应的记录,包括有无不良反应,不良反应名称、时间、严重程度、处理方法和结局等;并注意完成治疗情况和结核病发生情况的记录。

（四）不良反应的预防和处理

1. 加强健康教育和培训 通过多种形式进行结核病防治知识宣传,并召开预防性化疗对象座谈会现场讲解 PPD 试验反应和药物预防的意义、方法及有关问题。对执行预防性治疗管理的有关人员进行知识培训。

2. 严格排除活动性结核病 通过问诊了解结核病史和抗结核药使用史;了解有无活动性结核病的相关症状,如怀疑可能存在浅表淋巴结结核病、消化系统、泌尿生殖系统或骨、关节结核等应进行必要的相应检查;通过胸部影像学检查排除肺结核病。

3. 掌握不适合使用预防性治疗的对象　病毒性肝炎等肝病患者和高酶血症者;精神疾病、癫痫、血液系统患者及药物过敏者;不能配合难以坚持规律服药者;已使用过抗结核药物包括预防性治疗者;不自愿且未签预防性治疗同意书者,这些对象均不适合开展预防性治疗。

4. 不良反应的观察和处理　服药前应检查肝肾功能和血常规,正常者实施预防性治疗;服药期间了解服药者各种症状。出现可疑不良反应症状时,及时进行相关检查,若确认为药物不良反应时应停药;如不良反应较明显,应予对症处理,并观察至不良反应症状完全消失。

七、结核病密切接触者的登记

对学校结核病密切接触者应进行造册登记,以利监测和管理。具体登记资料见表6。

表 6　肺结核患者接触史新生筛查情况一览表

患者姓名	接触者姓名	性别	年龄	现详细住址	联系电话	筛查时间	肺结核可疑症状	TST 检测			胸部影像学检查	痰涂片检查			筛查结果				备注
								首次横径*纵径（mm）	结果判断	二次横径*纵径（mm）		阳性	阴性	未查	活动性肺结核	疑似肺结核	单纯PPD强阳性	其他	

注:1. 肺结核可疑症状填写以下序号:1)咳嗽咳痰≥2周　2)咯血　3)发热　4)胸痛　5)乏力盗汗　6)其他,可填写多项;

2. 如接触者为18岁及以下儿童,应在备注中注明家长姓名及其联系电话。

3. TST检测有双圈、水疱、坏死、淋巴管炎等情况的直接在首次或二次横径*纵径栏填写

46

第七章 学校结核病监测

结核病监测是指长期、连续、系统地收集结核病的相关信息资料，并经过及时整理、分析、解释、反馈和利用结核病疫情信息的过程。结核病监测是结核病防控工作中最基本和最重要的内容之一，是制定和完善各项结核病防控措施和策略的科学依据和基础。为了规范学校结核病防治工作，全面了解和动态掌握学校结核病疫情现况，及时发现学校结核病突发公共卫生事件隐患，有效防范学校结核病疫情的传播流行，各类学校及托儿机构需切实执行日常晨检、因病缺勤监测、教职员工定期体检等日常结核病监测工作。各地疾病预防控制机构和医疗机构要高度重视结核病疫情信息报告和管理工作，主动监测各类学校及托幼机构结核病报告发病情况，并及时做好疫源追踪、流行病学调查和密切接触者筛查工作，以防止学校结核病疫情蔓延。

第一节 晨检与考勤

晨检与考勤制度是学校对传染病"早发现、早诊断、早报告、早隔离、早治疗"的关键环节，也是学校结核病可疑症状者早期发现的关键。切实执行晨检和因病缺勤追踪，可尽早发现结核病可疑症状者，通过及时转诊到医疗机构进一步诊断，尤其是对传染性肺结核患者尽早采取隔离和治疗管理，可以及时阻断结核病在校园内的传播。

一、晨检工作要专人负责

学校及托幼机构要指定专人负责晨检与考勤工作，要建立健全学校班级肺结核可疑症状者的监测，由班主任或班干部担任班级监测员。

二、培训晨检监测员

医务室（卫生室）要培训监测员，由监测员负责每天到校学生的晨检与考勤，以了解每名到校学生是否具有咳嗽、咳痰、发热、盗汗等肺结核可疑症状。

三、做好晨检发现问题的登记报告

监测员对所发现的肺结核可疑症状者(咳嗽、咳痰 2 周以上,咯血或痰中带血丝者),要及时登记在"晨检 / 因病缺勤追踪发现肺结核可疑症状者 / 疑似肺结核患者排查登记表"(表 7)中;与此同时,上报校医务室(卫生室),由学校医务室(卫生室)登记"学校疑似肺结核患者报告转诊登记表"(表 8),并使用三联转诊单将患者转诊到属地结核病防治机构(或定点医院)进行进一步诊治。对于幼儿园、小学和中学的肺结核可疑症状者,在做好相关登记报告的同时,还应通知学生家长。

表 7　晨检 / 因病缺勤追踪
发现肺结核可疑症状者 / 疑似肺结核患者排查表

学校:院(系):　　　　　　　　　　专业(班级):

序号	登记日期	姓名	性别	年龄	缺勤情况		肺结核可疑症状		疑似肺结核	是否就诊	就诊医疗机构名称	排查结果	联系电话
					缺勤	天数	具体的肺结核可疑症状	持续时间					

班主任(辅导员)签名:

表 8　学校肺结核可疑症状者 / 疑似肺结核患者报告转诊登记表

序号	姓名	性别	年龄	学籍号	班级	电话	报告日期	报告人	转诊日期	转入医疗机构名称	确诊结果	备注

四、转诊追踪要到位

对已转诊的学生,学校医务室要密切追踪转诊后的到位情况以及结核病防治机构(或定点医院)对该生的最后诊断结果。

五、做好密切接触者筛查

密切接触者筛查是晨检工作的重要组成部分,亦是学校主动发现肺结核患者的重要手段之一。筛查的方法与流程见本手册第四章。

第二节 出勤登记和追踪

各学校及托幼机构要严格执行每日学生出勤登记制度,开展学生缺课登记和追踪是学校传染病防控"关口前移"的重要措施,有利于各地及时掌握学生缺课原因和学生患病情况。

一、关注班级每天的出勤登记情况

班主任或班干部要做好本班同学每天的出勤登记。对因病缺课的同学,要第一时间收集医院出具的诊断证明,杜绝虚报瞒报或带病上课。要详细了解因病缺课同学的患病种类、可能的病因和在何处治疗等,并及时上报至学校医务室(卫生室或保健室)。

二、严格审核因病缺勤者是否为可疑肺结核者

如怀疑因病缺勤者为肺结核,学校医务室(卫生室或保健室)要严格审核医院出具的诊断证明,并将相关情况登记在"晨检/因病缺勤追踪发现肺结核可疑症状/疑似肺结核患者排查登记表"(表7)中,并组织开展患病学生的追踪,了解患者的诊断和治疗情况。

三、重视因病缺勤者的归口管理工作

学校要重视因病缺课同学的归口管理工作,应定期(每日或每周)将全校每日因病请假学生登记表汇总至校医院(卫生所或医务所),由其对全校因病缺勤情况进行收集、统计、对比、报告,定期做出疫情数据分析及预警,尽可能减少传染病疫情的发生。

四、主动监测结核病疫情

寄宿制学校(尤其是有校医院的大学),应对结核病疫情进行主动监测,定期汇总分析,及时发现肺结核可疑症状者及患者,督促可疑症状者及时到结核病定点医疗机构进一步检查,对确诊患者进行隔离治疗管理,筛查密切接触者,尽可能避免突发公共卫生事件的发生。

第三节　教职员工的常规体检

学校及托幼机构要按有关规定将肺结核病检查项目作为教职员工常规体检的必查项目之一,由具备资质的健康管理机构对教职员工进行健康体检,并将体检结果纳入教职员工的健康档案。

一、肺结核病检查主要内容

教职员工健康检查中肺结核病检查主要采用肺结核可疑症状筛查和胸部影像学检查,对肺结核可疑症状者和胸部影像学检查异常者需转诊到结核病定点医疗机构接受进一步诊疗。

二、疾病预防控制机构提供技术支持和指导

疾病预防控制机构为学校及托幼机构教职员工健康体检提供技术支持和指导。

三、传染病疫情报告

对教职员工体检中发现的肺结核和疑似肺结核病例,体检机构要及时进行传染病疫情报告,按照《传染病信息报告管理规范》要求规范填写传染病报告卡,尤其是在患者的工作单位栏中要详细、准确地填写患者所在学校及托幼机构名称,在 24 小时内进行网络报告。

四、肺结核疑似患者或已确诊患者的转诊

体检机构要将教职员工中肺结核疑似患者或确诊患者按《结核病防治管理办法》要求转诊到所属地结核病定点医疗机构;同时要将教职员工的体检结果反馈给各学校及托幼机构,学校要按照《学校及托幼机构传染病疫情报告工

作规范(试行)》的要求,立即向属地疾病预防控制机构和教育行政部门报告。

五、定点医疗机构对肺结核可疑症状者要及时明确诊断

结核病定点医疗机构对学校教职员工中因症就诊或转诊的肺结核可疑症状者要详细询问病史和临床表现等,按照肺结核的诊疗规范进行胸部影像学检查、痰菌实验室检查,按照肺结核诊断标准进行明确诊断。对确诊的肺结核患者要及时在结核病管理信息系统中予以登记。

六、后续诊疗情况的追访

高校医院(卫生所或医务所)医务人员应对教职员工体检中发现的肺结核和疑似肺结核病例开展转诊到位和后续诊疗情况进行追访,了解转诊到属地结核病防治机构(定点医院)后患者的诊断、治疗结果,定期完成病例随访追踪记录。为避免病情延误,倡导患者到定点医院治疗,而不是综合医院或其他类型医院。

第四节 疫 情 监 测

疾病预防控制机构要开展学校肺结核疫情的主动监测、舆情监测和汇总分析。对监测发现的学生(或教职员工)肺结核或疑似肺结核病例报告信息,要及时进行调查核实,并将结果反馈给学校。

一、主动监测

(一)学校及托幼机构

各类学校及托儿机构切实执行日常晨检、因病缺勤追踪、学生入学体检、毕业生体检和教职员工每年常规体检等日常结核病监测工作,可早发现、早隔离、早治疗肺结核病患者,有效预防结核病在校内传播。

1. 晨检,可了解学生中是否有结核病可疑症状者。

2. 因病缺勤追查及登记,可及时了解并登记因病缺课学生的可能原因,排查疑似肺结核者。

3. 病例报告,对发现的结核病疑似或确诊病例,要按照《学校及托幼机构传染病疫情报告工作规范(试行)》要求,由学校立即向属地疾病控制机构和教育部门报告。

（二）疾病预防控制机构

常规主动监测各类学校及托幼机构结核病报告发病情况，采取以病例管理和密切接触者筛查为主的防控措施。

1. 在日常审核辖区内各医疗机构传染病报告病例时，对肺结核或疑似肺结核病例报告信息进行仔细审查，重点核查患者是否为学生（或教职员工），以及其学校（或工作单位），联系电话以及家庭住址等。

2. 对审核通过的确诊肺结核学生（或教职员工），要及时做好疫源追踪、流调和密切接触者筛查工作，防止疫情蔓延。

3. 同一学校同一学期发现 2 例及以下患者，疾病预防控制机构应当及时向患者所在学校反馈；发现 3 例及以上有流行病学关联的患者时，应当向同级卫生计生行政部门、上级疾病预防控制机构和学校报告、反馈。

4. 同一学校同一学期内发生 10 例及以上有流行病学关联的结核病病例，或出现结核病死亡病例时，需向同级卫生计生行政部门报告，以便根据现场调查和公共卫生风险评估结果，判断是否构成突发公共卫生事件。如研判发生了突发公共卫生事件，要按照《国家突发公共卫生事件应急预案》等规定，确定事件级别。卫生计生行政部门要在事件确认后 2 小时内向上级卫生计生行政部门和同级政府报告，并告知同级教育行政部门。应当在政府的领导下，严格按照《突发公共卫生事件应急条例》及相关预案的要求，积极开展应急处置工作，落实各项应急响应措施，最大限度地减轻疫情的危害和影响。

二、舆情监测

舆情监测是对互联网上公众的言论和观点进行监视和预测的行为。这些言论主要为对现实生活中某些热点、焦点问题所持的有较强影响力、倾向性的言论和观点。为了完善我国传染病报告管理工作，中国疾病预防控制信息系统于 2014 年增设了舆情监测功能，借助新闻搜索工具和舆情监测软件，及时发现传染病防控中突发公共卫生事件的舆论导向，把握舆论环境的动态变化，以便对舆情进行正确研判和决策参考。

近年来，全国学校结核病突发公共卫生事件时有发生。2017 年 1 月至 8 月，全国 11 个省通过突发公共卫生事件报告系统和其他途径共报告 13 起，不仅对学生的身心健康和学业造成影响，几乎每起事件均引起了公众的高度关注，在互联网上都掀起了不同影响的舆情，对学生家庭、学校教学秩序和社会稳定均造成不良的影响。本着积极回应社会，接受舆论监督的态度，在应对舆情危机时,可遵循英国危机公关专家瑞杰斯特(M.Regester Michael)的危机处理 3T 原则:即主动说(Tell you own tale),牢牢掌握信息发布主动权;立即说(Tell it fast),尽快不断发布信息;全部说(Tell it all),实言相告,全面真实发布信息,可赢得舆论主导权。

借助互联网舆情监测平台,及时汇集和准确研判网上舆情,正确引导舆论方向,化解危机舆论,紧跟事态发展,及时向有关部门通报,变被动为主动,以便快速应对处理,使网络舆情成为领导和相关部门决策的重要依据。

三、疫情分析

(一)学生易患结核病的原因分析

学生是结核病易患群体,主要原因如下:

1. 学校是教职员工和学生高度密集的场所,师生间在学习、生活等活动中腹泻接触较为频繁,一旦有肺结核患者发生,如果没有被早期发现和早期隔离治疗,很容易在校园内传播蔓延,导致结核病疫情发生。

2. 青少年学生活动范围广,社会活动和交往逐渐增加,发生感染的机会和风险增多。

3. 学生处于青春发育期,机体免疫功能不健全,受内分泌、营养状况的影响,感染后容易发病。

4. 初、高中毕业生是学生结核病高发人群,特别是高中毕业生面临着高考升学的压力,常常作息不规律,户外活动少,营养补给不足,身体抵抗力下降。

5. 卡介苗对人群的免疫保护效力逐渐下降。

(二)学校结核病突发公共卫生事件原因分析

从 2006—2017 年全国共报告突发公共卫生事件 78 起,其中 2017 年报告 21 起,其分布特征如下:

1. 以寄宿制高中 / 中专为主。

2. 多所学校无校医;新生入学时学校体检未落实;无晨检和因病缺勤追踪制度;在校学生人数多、密度大,住宿条件差,通风不良。

3. 结核病知识欠缺,可疑结核病症状发生后,患者就诊迟而传播时间长;有些学生特别是高中毕业生,确诊肺结核后怕影响高考而隐瞒病情。

4. 医疗机构对学校结核病患者诊断不及时,传染病报告卡填写不规范;疾病控制机构学校结核病监测不力,首发结核病例发生后处置不当,未及时规范地开展密切接触者筛查。

第八章　学校结核病防控健康教育

学校结核病防控健康教育是指在学校中通过有计划、有组织、有评价地开展对师生进行结核病防治知识和技能的健康教育,使其养成良好的学习、卫生和生活习惯,有效预防控制结核和减少结核病的危害。

第一节　入学新生健康教育

一、新生入学健康教育的意义

新生入学时,将进行新生入学体检、军训或迎新等活动。利用这些活动,学校积极组织、集中开展针对入学新生的结核病防治宣传教育。尤其利用新生入学体检,且必须进行结核病的检查这一有利时机,有针对性的集中开展结核病防治健康教育,能够阻止患病的新生把结核病"带"进学校;对查出患病的学生,能够尽早采取措施,尽早接受治疗;同时让同学们在一入校时,就能了解结核病防治知识,对其学生在今后的学习、生活和工作中,对预防结核病都有重要意义。

二、新生入学健康教育的内容

由学校(校医院、医务室等)自发组织,或在结核病防治专业机构技术人员的指导下进行。在开展集中结核病防治知识宣传教育时,其主要内容应包括学校结核病健康教育核心知识、结核病防治科普知识、体检的意义和注意事项、体检的方法、体检结果的处理、学生健康档案的建立和结核病预防的措施等。

三、新生入学健康教育的方法

可通过体检、军训或迎新活动的动员讲话、校园微信公众号、学生微信群、校园广播、致学生及家长的一封信、主题团会、健康教育展板等进行结核病防治核心信息、基本知识和结核病体检等内容的健康教育。

第二节　常规健康教育

一、常规健康教育的意义

在常规或日常进行结核病防治健康教育时,一方面能让学生养成开窗通风、咳嗽时避开他人、不随地吐痰、加强锻炼、劳逸结合等预防结核病的良好习惯;另一方面能让学生警觉是否患上结核病,做到早发现、早就医、早治疗,避免学生患上结核病和学校结核病疫情的发生。

二、常规健康教育的内容

根据有关要求,制定学校结核病防治健康教育宣传计划、定期组织开展结核病防治知识宣传教育活动。在结核病防治专业机构的技术指导下,对结核病防治政策、疫情状况、结核病危害、结核病核心信息、基本知识、预防措施、咳嗽礼仪等知识和技能进行宣传教育。

三、常规健康教育的方法

利用学校设立的健康教育一堂课、结合世界防治结核病日和艾滋病防治日等活动,采取专家进课堂、主题班会、学校微信公众号、微信群、校内(主题班会、同伴教育)或校外(百千万志愿者、社会服务、支教、校际联谊)等活动,让学生参与其中、教学相长、寓教于乐,了解结核病防治知识和技能,积极预防校园结核病。

第三节　疫情发生时的健康教育

一、疫情发生时健康教育的意义

当学校发生结核病疫情时,往往引起学生及其家长的恐慌和不安,也可引起社会不良事件,因此当学校发生结核病疫情,要及时组织结核病防治专家进学校,对学生进行心理疏通和精神安慰,一方面消除学生及其家长恐慌和不理解,减少社会舆情;另一方面让学生配合专业机构进行有关结核病的筛查、积极发现患者、环境处理和患病学生的救治等,减少因结核病带来的校园危害和社会影响。

二、疫情发生时健康教育的内容

在结核病防治专业机构人员的技术指导下,学校密切配合,积极组织学生(必要时家长也可参加)进行集中宣传教育,讲解学校发生结核病疫情的过程、危害和处置等、结核病密切接触者筛查的方法及要求、PPD 试验阳性结果的意义、患者的治疗管理、环境通风与消毒、患者的休复学、对患者的关怀等。

三、疫情发生时健康教育的方法

集中对患病班级的学生进行宣传教育,必要时也可邀请其学生家长参加。借此学校也可集中组织开展全校结核病防治宣传教育活动。其主要方法包括密切接触者筛查前动员讲话、致结核病密切接触学生筛查告知书、专家讲座、校园微信公众号、学生微信群、健康教育展板等进行集中密切接触者筛查和结核病防治知识等内容的健康教育。

第四节 学校结核病健康教育的主要内容

一、学校结核病健康教育的核心知识

(1)肺结核是长期严重危害人民群众身体健康的慢性传染病。

(2)肺结核主要通过呼吸道传播,人人都有可能被感染。

(3)咳嗽、咳痰 2 周以上,应当怀疑得了肺结核,要及时就诊。

(4)注意卫生,不随地吐痰;咳嗽和打喷嚏时要掩口鼻,戴口罩可以减少结核菌的传播。

(5)得了结核病后,只要配合医生进行规范全程治疗,绝大多数患者是可以治愈的。同时,还可避免传染他人。

(6)出现肺结核可疑症状或被诊断为肺结核后,应当主动向学校报告,不隐瞒病情、不带病上课。

(7)养成开窗通风的习惯,增加室内空气流通。

(8)保证充足的睡眠,合理膳食,加强体育锻炼,提高抵御疾病的能力。

二、学校结核病防治科普知识

1. 什么是结核病　结核病是由结核菌感染引起的慢性传染病。人体除毛发和牙齿外,其他器官系统都可能受到结核菌感染而发病,但主要侵犯肺脏,称为肺结核,肺结核占各种类型结核病的80%以上,是结核病传染的主要类型。

2. 结核病是如何传染的　当传染性肺结核患者通过咳嗽、打喷嚏、大声说话等方式经鼻腔和口腔喷出体外,在空气中形成气雾(或称为飞沫),较大的飞沫很快落在地面,而较小的飞沫很快蒸发成为含有结核菌的"微滴核",并长时间悬浮在空气中。如果空气不流通,含菌的微滴核被健康人吸入肺泡,就可能引起感染。

3. 结核病的传染源来自哪里　结核病的传染源是痰里排菌的肺结核患者。据调查,一例传染性肺结核患者,如果不及时治疗,平均一年将传染10~15个健康人,在人口密集、拥挤、通风不畅等环境下,它将使更多的人受到感染。

4. 肺结核的主要症状有哪些　肺结核的主要症状有咳嗽、咳痰,痰中带血,有的人会有低热、盗汗、胸痛、食欲差、疲乏和消瘦等。当咳嗽、咳痰2周或以上,或有咯血等症状者,通常叫肺结核的可疑症状者。如果出现肺结核的可疑症状时,要想到自己是否患了结核病,应主动到当地结核病定点医疗机构进行检查。

5. 确诊肺结核需要进行哪些检查　检查的方法主要有痰涂片或夹层杯法结核菌检查和胸部X线检查。痰结核菌检查简便易行,准确性较高,痰中查出结核菌,就能确诊患了传染性肺结核。

6. 新发肺结核患者应如何治疗　新发肺结核患者的标准治疗方案,疗程为6个月,分为强化期和继续期。强化期为2个月,采用异烟肼、利福平、吡嗪酰胺和乙胺丁醇四药联合使用,继续期为4个月,采用异烟肼和利福平联合用药。

7. 肺结核患者在治疗期间应注意什么　一旦被确诊为肺结核患者,要尽早开展正规的抗结核治疗,遵从医嘱,按时服药,定期复查;还要注意休息、加强营养和树立信心等;注意个人卫生,不要随地吐痰,咳嗽、打喷嚏时掩口鼻;另外要尽量减少外出,必须外出时戴口罩。

8. 如何预防结核病　要预防结核病,首先要控制传染源,及时发现和彻底治愈传染性肺结核患者;其次是阻断传播途径,对肺结核患者进行住院隔离治疗或居家治疗,对痰液进行消毒处理等;第三是保护易感人群,为新生儿接种卡介苗,密切接触者接受结核病相关检查。另外,一般人群要养成良好的卫生、生活习惯,如经常开窗通风、不随地吐痰、保持环境卫生和锻炼身体等。

9. 肺结核患者能治好吗　新发现的肺结核患者坚持规律用药并完成规定的疗程后,95% 以上患者可达到治愈。如果不按时服药、不完成疗程,易造成结核菌的耐药。一旦耐药,就不能有效地杀灭结核菌,可导致治疗失败。

10. 肺结核治好后还会传染别人吗　肺结核一经治疗,传染性急剧下降。通常接受治疗 2 周后,痰内结核菌迅速减少,对周围人群的传染性迅速降低。肺结核患者按照规定的治疗方案和疗程治好后,痰中查不到结核菌,传染性已基本消失。健康人与治愈的肺结核患者一起生活、工作和学习,就不会再受到传染。

11. 为什么肺结核患者不能随地吐痰　肺结核患者痰液中含有大量的结核杆菌。如果随地吐痰,痰中的结核杆菌被排出体外,被尘埃包裹形成含有结核杆菌的尘埃颗粒,被正常人吸入后,可导致肺部结核杆菌感染。一旦人体抵抗力下降,即可在肺部发生结核病。

12. 学校在结核病防控中要做哪些事情　学校要对新生入学进行体检和教职员工的常规体检,体检中都必须进行结核病的检查;强化对学生的结核病防治健康教育;加强日常晨检、因病缺课登记和追踪等工作;努力改善教学和生活环境等。

13. 学校中发现肺结核患者应该怎么办　学校中发现肺结核患者时,要及时进行疫情报告,并且要对有关部门和学校进行反馈;进行患者密切接触者筛查,要关注与确诊病例同班级、同宿舍学生及授课教师的健康状况;对确诊病例提供规范抗结核治疗管理;要加强对休复学学生的管理等。

14. 如何开展肺结核密切接触者筛查　肺结核病例的密切接触者是指与肺结核病例直接接触的人员,主要包括同班师生、同宿舍同学。如果在同班、同宿舍师生筛查中新发现了 1 例及以上肺结核病例,需将密切接触者筛查范围扩大。另外,也要对与病例密切接触的家庭成员进行筛查。

15. 如何做好肺结核患者学生的休复学管理　结核病定点医疗机构的医生,对符合条件的学生病例,应当开具休学诊断证明。学校根据休学诊断证明,对患肺结核的学生采取休学管理。患者经过规范治疗,病情好转,根据医生开具的复学诊断证明,建议复学,并注明后续治疗管理措施和要求。学校凭复学诊断证明为学生办理复学手续并督促学生落实后续治疗管理措施。

16. 学校处理肺结核疫情常用的消毒方法有哪些

一是物理消毒。对通风不良的教室和宿舍采取紫外线消毒。采用太阳光照射也是杀灭结核菌有效的方法。将患者的被褥、衣物、书籍等用品放在太阳下暴晒 3~4 小时,也可达到消毒的效果。二是化学消毒。用 5.8%~6.8% 的 84 消毒液喷洒或擦拭地面,持续 120 分钟,可有效杀灭结核菌。

17. 如何做好学校结核病突发公共卫生事件的应急处置

应在当地政府的领导下,严格按照相关要求和预案,积极开展应急处置工作。主要包括:事件的核实与上报、现场流行病学调查和密切接触者筛查、健康教育与心理疏导、环境卫生保障和事件评估等。

第五节 学校结核病健康教育的方法

一、健康教育的主要对象

因不同的教育对象和学校的类型,在其学校结核病防控工作中的作用、需求以及受益等不尽相同。因此,在学校开展结核病防控健康教育时,需要考虑教育的主要对象和学校情况,采取精准的、有针对性的健康教育活动,以达到学校结核病预防控制的效果。

(一)教育行政部门及学校领导

教育行政部门领导是学校结核病防控工作的组织领导者和政策制定者,负责对开展学校结核病防控的组织、机构、政策和经费等提供保障;学校领导是政策、措施的执行者,需提供开展学校结核病防控相关工作的卫生(保健)室或校医院等场所,加强学校卫生管理人员或校医队伍建设等。

1. 了解我国及学校结核病疫情情况,以及学校结核病防控的法律、法规和规范等。

2. 每年召开部门间沟通协调会。加强对学校结核病防控工作的组织领导,强化部门合作和责任落实等。

3. 制定日常防控工作计划。制定对防控政策、措施落实的年度工作计划,并指导其有步骤、按进度地开展工作或活动。

4. 督促各项防控措施的落实。以联合定期督导和年度目标责任考核等方式,加强监管,督促落实防控政策和措施。

（二）学校卫生管理及医务人员

学校卫生管理及医务人员具体落实教育行政部门和学校有关结核病防控政策、措施，细化对学校结核病防控工作的组织、落实和管理。

1. 需要接受结核病防治专业和技能的培训　每年都要组织参加对结核病防治的法规、政策、信息、基本知识和工作内容的培训或学习，熟悉学校结核病防控基本内容或工作。

2. 组织新生入学体检和教职员工常规体检　健康体检必须包括结核病的检查，并将体检结果纳入学生和教职员工的健康档案。

3. 开展对学生的健康教育工作　通过健康教育课、主题班会、专题讲座，以及校园内传统媒介或互联网、微信公众号、微博等新媒体，向在校师生宣传结核病防治核心知识，提高对结核病的认知水平，增强自我防护意识，减少对结核病患者的歧视。

4. 改善教学和生活环境　保障学生学习和生活的人均使用面积；加强教室、宿舍、图书馆等人群聚集场所的通风换气，保持室内空气流通；做好校园环境的清扫保洁等。

5. 加强日常晨检、因病缺课登记和追踪等工作　由学校安排人员进行晨检、因病缺勤学生的患病情况和可能原因的追踪调查，发现肺结核可疑症状或因病缺勤学生的患病情况，应及时报告学校卫生（保健）室或校医院，了解学生的诊断和治疗情况。

（三）学生及其家长

学生是结核病防治知识的直接接受者、受益者，也是传播者。另外家长是学生的监护者，通过学生对其家长进行结核病防控知识的宣传，向家庭和社区辐射，促其结核病防控知识的社会传播，提高公众结核病防控知识知晓率。

1. 参加学校组织的有关结核病筛查的体检和结核病防治知识的宣传教育活动。

2. 有可疑症状主动向校医（班主任、家长等）报告，及时到结核病定点医疗机构就诊。

3. 积极向家长或周围的同学、朋友微信转发或口头讲解结核病防治基本知识。

4. 要养成开窗通风、不随地吐痰，劳逸结合、积极锻炼等良好卫生生活习惯。

5. 家长要关心其学生的健康状况，有可疑症状及时向学校校医或班主任报告,以及关注其在校的学习、卫生、生活等习惯。

二、健康教育的主要形式

为提高在校师生结核病预防控制的意识及能力,需要开发有针对性的结核病预防控制的健康教育材料,同时进行各种形式的健康教育活动。媒体材料主要包括传统的如小册子、宣传栏、宣传画、实物和光盘等材料;新型媒体的如互联网、手机报、微信公众号等电子阅读资料。

1. 大众传播媒介 充分利用网络、微信、微博、校园广播、电视、报纸、杂志等,以及置于卫生(保健)室或校医院等公共场所的各种宣传资料进行结核病防控知识的宣传教育。

2. 人际传播 可通过学校新生入学体检、军训、社会实践、主题班会、培训、讲座、报告、讨论、会议等广泛传播结核病防控知识。

3. 特殊活动 结合学校和利用节假日活动。如学校组织的招聘、校训、志愿者活动等,也可利用世界防治结核病日、世界卫生日、世界艾滋病日等集中开展结核病预防控制健康教育活动。

三、健康教育的主要方法

1. 健康教育课 健康教育课是进行结核病防治健康知识和技能普及的最有效方法之一。学校开设结核病防治健康教育课,利用趣味性、渗透性、科学性的健康教育方法,由授课老师进行专题的课堂教育或结合其他课程进行教学,通过班级讨论、案例分析、角色扮演等课堂教育形式,让学生主动参与进来。

2. 健康教育活动 健康教育活动是课堂教育的重要补充和实践。通过学生自身参加结核病防治健康教育活动,加深印象,强化效果。可根据不同年级的学生举办有针对性活动,如设置微信公众号、建立微信群、调查问卷、手抄报、知识竞赛等,也可请结核病防治专家进课堂、专题培训、参观结核病防治专题展览、走访结核病定点医疗机构等形式。

3. 校外教育 校外教育对学校健康教育起到明显的知识强化和传播延伸作用。例如家庭教育,利用家长会、致家长一封信等,也可通过学生讲解结核病防治知识,共同促进对结核病防治知识的了解。另外,大学生也可利用校际联谊、志愿者服务、社会实践、课题研究、支教等形式,积极开展校外结核病防治知识传播活动。

4. 同伴教育　同伴教育是在学生之间进行结核病防治知识宣传教育的一种方法。在班级、宿舍等通过交谈、讨论、班会等,可开展结核病防治知识的同伴教育,尤其学生可利用手机微信,在微信群中进行快速传播结核病防治知识和讨论交流等。

5. 健康教育的效果评价　健康教育的效果评价贯穿于结核病防控健康教育过程的始终。应当组织对学校结核病防控健康教育的效果进行评价,并纳入学校结核病防控工作之中。进行健康教育效果评价时,应对教育行政部门的政策制定、落实和管理等;对学校是否制定年度结核病防控工作计划、开展结核病防控知识的宣传教育和组织校医接受培训等;对健康教育的常规督导、检查等方面进行评价。同时对学校结核病防控健康教育的覆盖率(覆盖的学校、班级等)、传递率(传播的学生、家庭成员等)、知晓率(学生对结核病防治知识了解情况)以及近年来学校结核病疫情发生等情况进行综合性评价,了解其在健康教育活动中发现的问题和不足,开展有针对性的调整和改进,以提高整体学校结核病防控健康教育的效果。

附　录

附录一　学校结核病防控工作规范（2017版）

为加强学校结核病预防控制工作，有效防范学校结核病疫情的传播流行，确保广大师生身体健康与生命安全，依据《中华人民共和国传染病防治法》《学校卫生工作条例》《突发公共卫生事件应急条例》和《结核病防治管理办法》等法律法规和规范性文件，特制定本规范。

本规范所指的学校包括普通中小学、中等职业学校、普通高等学校、特殊教育学校和托幼机构等。

一、学校结核病常规预防控制措施

学校结核病常规防控工作是预防学校结核病疫情发生的基础。卫生计生和教育行政部门应当依法履行相应职责，遵循属地管理原则，建立联防联控工作机制，每年召开部门间沟通协调会，制定日常防控工作计划，督促各项防控措施的落实。

（一）健康体检。学校按有关规定将结核病检查项目作为新生入学体检和教职员工常规体检的必查项目（新生入学和教职员工常规体检结核病检查方案见附件1），由具备资质的体检机构进行学校师生健康体检，并将体检结果纳入学生和教职员工的健康档案。疾病预防控制机构为学校师生健康体检提供技术支持和指导。对发现的疑似肺结核病例，体检机构要及时反馈给学校，由学校告知学生（或家长）到当地结核病定点医疗机构检查确诊并跟踪了解诊断结果。

（二）健康教育。学校通过健康教育课、主题班会、专题讲座，以及校园内传统媒介或新媒体等多种形式，向在校学生和教职员工广泛宣传结核病防治的核心知识（学校结核病健康教育宣传核心知识见附件2），提高师生对结核病的认知水平，增强自我防护意识，减少对结核病患者的歧视。疾病预防控制机构提供技术支持和指导，协助学校开展工作。

（三）学校环境卫生。学校应当按照《国家学校体育卫生条件试行基本标准》《农村寄宿制学校生活卫生设施建设与管理规范》等涉及学校卫生的相关规范和标准要求,保障学生学习和生活的人均使用面积;加强教室、宿舍、图书馆等人群聚集场所的通风换气,保持室内空气流通;做好校园环境的清扫保洁,消除卫生死角。

（四）监测与报告

1. 晨检工作。中小学校应当由班主任或班级卫生员落实晨检工作,重点了解每名学生是否有咳嗽、咳痰、咯血或血痰、发热、盗汗等肺结核可疑症状。发现肺结核可疑症状者后,应当及时报告学校卫生（保健）室。

2. 因病缺勤病因追查及登记制度。班主任（或辅导员）应当及时了解因病缺勤学生的患病情况和可能原因。如怀疑为肺结核,应当及时报告学校卫生（保健）室或校医院,并由学校卫生（保健）室或校医院追踪了解学生的诊断和治疗情况。

3. 病例报告。对学校发现的肺结核疑似病例或确诊病例,按照《学校和托幼机构传染病疫情报告工作规范（试行）》的要求,由学校疫情报告人立即向属地疾病预防控制机构和教育行政部门报告。

4. 疫情监测。各级疾病预防控制机构要开展学校肺结核疫情的主动监测、舆情监测和汇总分析。对监测发现的学生（或教职员工）肺结核或疑似肺结核病例报告信息,应当及时组织人员进行调查核实,将结果反馈给学校。

二、学校结核病散发疫情的防控措施

学校结核病散发疫情是指在学校内发现结核病确诊病例,但尚未构成结核病突发公共卫生事件。卫生计生和教育行政部门要共同做好结核病散发疫情的处置工作,协调解决疫情应对和处置工作中出现的问题,确保工作有效开展。各相关单位和机构应当在强化各项常规预防控制措施的同时,采取以病例管理和密切接触者筛查为主的防控措施,严防结核病在校园内传播蔓延。

（一）及时确诊并报告

1. 各级各类医疗机构的临床医生,对就诊的学生及教职员工肺结核疑似患者或已确诊患者必须按照《传染病信息报告管理规范》要求规范地填写传染病报告卡,尤其是在患者的工作单位栏中要详细、准确地填写患者所在学校及班级名称,在24小时内进行网络报告。非结核病定点医疗机构应当按《结核病防治管理办法》要求将患者转诊到结核病定点医疗机构。

2. 结核病定点医疗机构对学校师生中因症就诊或转诊的肺结核可疑症

状者要详细询问病史和临床表现等,按照肺结核的诊疗规范进行胸部 X 光片检查、痰菌实验室检查,按照肺结核诊断标准作出明确诊断。确诊的学校肺结核患者应当及时在结核病管理信息系统中进行登记。

3. 同一学校同一学期发现 2 例及以下患者,疾病预防控制机构应当及时向患者所在学校反馈;发现 3 例及以上有流行病学关联的患者时,应当向同级卫生计生行政部门、上级疾病预防控制机构和学校报告、反馈。

(二)患者密切接触者筛查

1. 疾病预防控制机构一旦发现确诊病例,应当及时组织开展病例所在学校师生密切接触者的筛查工作(密切接触者筛查及处理方案见附件 3)。

2. 学校应当积极配合筛查工作,要密切关注与确诊病例同班级、同宿舍学生及授课教师的健康状况,宣传并要求学生进行自我观察,一旦出现咳嗽、咳痰等肺结核可疑症状,应当及时就诊。

3. 对接受预防性治疗的在校学生,校医或班主任应当在疾病预防控制机构的指导下督促其按时服药、定期到结核病定点医疗机构随访复查。

(三)治疗管理

1. 结核病定点医疗机构对确诊病例提供规范抗结核病治疗。对休学在家的病例,居住地的疾病预防控制机构应当组织落实治疗期间的规范管理;对在校治疗的病例,学校所在地的疾病预防控制机构应当与学校共同组织落实治疗期间的规范管理,校医或班主任应当协助医疗卫生机构督促患者按时服药并定期复查。

2. 疾病预防控制机构要指导学校做好疑似病例的隔离工作。疑似病例确诊后,学校应当及时登记,掌握后续治疗和转归情况,对不需休学的学生,应当安排好其在校期间的生活及学习。

(四)休复学管理

1. 结核病定点医疗机构的医生,对符合下述病情条件之一的学生病例,应当开具休学诊断证明。根据休学诊断证明,学校对患肺结核的学生采取休学管理。

(1)菌阳肺结核患者(包括涂片阳性和 / 或培养阳性患者);

(2)胸部 X 光片显示肺部病灶范围广泛和 / 或伴有空洞的菌阴肺结核患者;

(3)具有明显的肺结核症状;

(4)结核病定点医疗机构建议休学的其他情况。

2. 患者经过规范治疗,病情好转,根据下列条件结核病定点医疗机构的医生可开具复学诊断证明,建议复学,并注明后续治疗管理措施和要求。学校凭复学诊断证明为学生办理复学手续并督促学生落实后续治疗管理措施。

(1)菌阳肺结核患者以及重症菌阴肺结核患者(包括有空洞/大片干酪状坏死病灶/粟粒性肺结核等)经过规范治疗完成全疗程,初治、复治、耐多药患者分别达到其治愈或治疗成功的标准。

(2)菌阴肺结核患者经过 2 个月的规范治疗后,症状减轻或消失,胸部 X 光片病灶明显吸收,后续 2 次痰涂片检查均阴性,并且至少一次痰培养检查为阴性(每次痰涂片检查的间隔时间至少满 1 个月)。

3. 对教职员工肺结核患者的休、复课管理,可参照学生休、复学管理要求执行。

三、学校结核病突发公共卫生事件的应急处置

一所学校在同一学期内发生 10 例及以上有流行病学关联的结核病病例,或出现结核病死亡病例时,学校所在地的县级卫生计生行政部门应当根据现场调查和公共卫生风险评估结果,判断是否构成突发公共卫生事件。县级以上卫生计生行政部门也可根据防控工作实际,按照规定工作程序直接确定事件。学校结核病突发公共卫生事件应当在政府的领导下,严格按照《突发公共卫生事件应急条例》及相关预案的要求,积极开展应急处置工作,落实各项应急响应措施,最大限度地减轻疫情的危害和影响。

(一)**事件核实与上报**。卫生计生行政部门会同教育行政部门及时对学校结核病突发公共卫生事件进行调查与核实,并组织专家进行风险评估。如确认发生突发公共卫生事件,应当按照《国家突发公共卫生事件应急预案》等规定,确定事件级别。卫生计生行政部门应当在事件确认后 2 小时内向上级卫生计生行政部门和同级政府报告,并告知同级教育行政部门。

(二)**现场流行病学调查和密切接触者筛查**。在学校的支持配合下,疾病预防控制机构应当及时开展现场流行病学调查和密切接触者筛查工作,根据疫情情况合理确定筛查范围。对密切接触者中初次筛查结核菌素皮肤试验非强阳性者,应当在 2-3 个月后再次进行结核菌素皮肤试验筛查,以便早期发现初次筛查时仍处于窗口期的新近感染者。

(三)**健康教育与心理疏导**。学校应当在医疗卫生机构的指导和协助下,强化开展全校师生及学生家长结核病防治知识的健康教育和心理疏导工作,

及时消除其恐慌心理。

（四）校园环境卫生保障。学校应当加强公共场所通风、改善学校环境卫生，并在疾病预防控制机构的指导下做好相关场所的消毒工作。

（五）事件评估。卫生计生和教育行政部门应当及时了解医疗卫生机构和学校各项应急响应措施的落实情况，对应急处置情况组织开展综合评估，包括事件的危害程度、发展趋势、所采取的措施及效果等。

四、监督与管理

卫生计生和教育行政部门应当定期联合组织督导检查，将学校结核病防控工作作为对学校和医疗卫生机构年度考核的重要内容。对未按照有关法律、法规和规范等要求落实各项防控措施的单位和个人责令改正，对报告不及时、疫情处置不力等原因造成疫情扩散的单位和个人进行问责，构成犯罪的，依法追究刑事责任。

附件：1. 新生入学和教职员工常规体检结核病检查方案
      2. 学校结核病健康教育宣传核心知识
      3. 密切接触者筛查及处理方案

附件 1

新生入学和教职员工常规体检结核病检查方案

一、幼儿园、小学及非寄宿制初中入园（入学）新生体检应当询问肺结核密切接触史和肺结核可疑症状，对有肺结核密切接触史者开展结核菌素皮肤试验。

二、高中和寄宿制初中的入学新生应当进行肺结核可疑症状筛查和结核菌素皮肤试验；对肺结核可疑症状者和结核菌素皮肤试验强阳性者需要进行胸部 X 光片检查。

三、大学入学新生采用肺结核可疑症状筛查和胸部 X 光片检查，重点地区和重点学校也可同时开展结核菌素皮肤试验。

四、教职员工健康体检中应包括胸部 X 光片检查。

对肺结核可疑症状者、或结核菌素皮肤试验强阳性者、或胸部 X 光片检查异常者需到结核病定点医疗机构接受进一步检查。

附件 2

学校结核病健康教育宣传核心知识

一、肺结核是长期严重危害人民群众身体健康的慢性传染病；

二、肺结核主要通过呼吸道传播，人人都有可能被感染；

三、咳嗽、咳痰 2 周以上，应当怀疑得了肺结核，要及时就诊；

四、不随地吐痰，咳嗽、打喷嚏时掩口鼻，戴口罩可以减少肺结核的传播；

五、规范全程治疗，绝大多数患者可以治愈，还可避免传染他人；

六、出现肺结核可疑症状或被诊断为肺结核后，应当主动向学校报告，不隐瞒病情、不带病上课；

七、养成勤开窗通风的习惯；

八、保证充足的睡眠，合理膳食，加强体育锻炼，提高抵御疾病的能力。

附件 3
密切接触者筛查及处理方案

一、筛查范围判定

肺结核病例的密切接触者是指与肺结核病例直接接触的人员,主要包括同班师生、同宿舍同学。如果在同班、同宿舍师生筛查中新发现了 1 例及以上肺结核病例,需将密切接触者筛查范围扩大至与病例同一教学楼和宿舍楼楼层的师生;同时,根据现场情况判定,也可适当扩大筛查范围。另外,要对与病例密切接触的家庭成员进行筛查。

二、筛查方法

15 岁及以上的密切接触者,必须同时进行症状筛查、结核菌素皮肤试验和胸部 X 光片检查,以便早期发现感染者和肺结核患者。

15 岁以下的密切接触者,应当先进行肺结核症状筛查和结核菌素皮肤试验,对肺结核可疑症状者以及结核菌素皮肤试验强阳性者开展胸部 X 光片检查。

对肺结核可疑症状者、结核菌素皮肤试验强阳性者、胸部 X 光片异常者应当收集 3 份痰标本进行痰涂片和痰培养检查,培养阳性菌株进行菌种鉴定和药物敏感性试验。

三、筛查后处理

对筛查发现的疑似肺结核患者转到属地的结核病定点医疗机构进一步检查确诊。

对密切接触者,要加强卫生宣教和随访观察。随访观察期间一旦出现肺结核的可疑症状,应当及时到结核病定点医疗机构就诊检查。

对筛查发现的胸部 X 光片未见异常并且排除活动性肺结核,但结核菌素皮肤试验强阳性的密切接触者,在其知情、自愿的基础上可对其进行预防性服药干预;拒绝接受预防性服药干预者应在首次筛查后 3 月末、6 月末、12 月末到结核病定点医疗机构各进行一次胸部 X 光片检查。

附录二　中华人民共和国卫生行业标准
WS 288—2017

ICS 11.020
C 59

WS

中华人民共和国卫生行业标准

WS 288—2017
代替 WS 288—2008

肺结核诊断

Diagnosis for pulmonary tuberculosis

2017-11-09 发布　　　　　　　　　2018-05-01 实施

中华人民共和国国家卫生和计划生育委员会 发布

WS 288—2017

前　言

本标准"第 3 章～第 5 章"为强制性条款,其余为推荐性条款。

本标准按照 GB/T 1.1—2009 给出的规则起草。

本标准代替 WS 288—2008《肺结核诊断标准》。

本标准与 WS 288—2008 相比,主要变化如下:

——增加了荧光染色显微镜检查、液体培养基培养检查、分子生物学检查(见 3.4.1 和 3.4.2);

——修改了肺结核确诊病例条件(增加了分子生物学检查结果)(见 5.3);

——增加 γ- 干扰素释放试验检查(见 3.4.4.2);

——增加了支气管镜检查及气管、支气管结核镜下表现(见 3.5);

——增加了结核病病理学检查(见附录 C)

——增加了非结核分枝杆菌肺病诊断内容(见附录 E 中的 E.2);

——增加了儿童肺结核诊断特点内容(见 3.2.1 和 3.3.1)。

本标准起草单位:中国疾病预防控制中心、首都医科大学附属北京胸科医院、首都医科大学附属北京儿童医院、中国人民解放军第三〇九医院。

本标准主要起草人:王黎霞、成诗明、周林、赵雁林、高孟秋、初乃惠、周新华、王撷秀、赵顺英、屠德华、林明贵、李亮、李琦、李宁、吴雪琼、刘二勇、赖钰基、王胜芬、王前、马艳。

本标准所代替标准的历次版本发布情况为:

——GB 15987—1995;

——WS 288—2008。

肺结核诊断

1　范围

本标准规定了肺结核诊断依据、诊断原则、诊断和鉴别诊断。

本标准适用于全国各级各类医疗卫生机构及其医务人员对肺结核的诊断。

2　术语和定义

下列术语和定义适用于本文件。

2.1　肺结核　pulmonary tuberculosis

发生在肺组织、气管、支气管和胸膜的结核病变。肺结核病原学参见附录 A。

2.2　结核分枝杆菌　mycobacterium tuberculosis

简称结核杆菌,是人类结核病的病原菌。结核分枝杆菌的形态为细长直或稍弯曲、两端圆钝的杆菌,长 $1\mu m \sim 4\mu m$,宽 $0.3\mu m \sim 0.6\mu m$。

3　诊断依据

3.1　流行病学史

有肺结核患者接触史。

3.2　临床表现

3.2.1　症状

咳嗽、咳痰≥2 周,或痰中带血或咯血为肺结核可疑症状。

肺结核多数起病缓慢,部分患者可无明显症状,仅在胸部影像学检查时发现。随着病变进展,可出现咳嗽、咳痰、痰中带血或咯血等,部分患者可有反复发作的上呼吸道感染症状。肺结核还可出现全身症状,如盗汗、疲乏、间断或持续午后低热、食欲不振、体重减轻等,女性患者可伴有月经失调或闭经。少数患者起病急骤,有中、高度发热,部分伴有不同程度的呼吸困难。

病变发生在胸膜者可有刺激性咳嗽、胸痛和呼吸困难等症状。

病变发生在气管、支气管者多有刺激性咳嗽,持续时间较长,支气管淋巴瘘形成并破入支气管内或支气管狭窄者,可出现喘鸣或呼吸困难。

少数患者可伴有结核性超敏感症候群,包括:结节性红斑、疱疹性结膜炎/角膜炎等。

儿童肺结核还可表现发育迟缓,儿童原发性肺结核可因气管或支气管旁淋巴结肿大压迫气管或支气管,或发生淋巴结-支气管瘘,常出现喘息症状。

当合并有肺外结核病时,可出现相应累及脏器的症状。

3.2.2 体征

早期肺部体征不明显,当病变累及范围较大时,局部叩诊呈浊音,听诊可闻及管状呼吸音,合并感染或合并支气管扩张时,可闻及湿性啰音。

病变累及气管、支气管,引起局部狭窄时,听诊可闻及固定、局限性的哮鸣音,当引起肺不张时,可表现气管向患侧移位,患侧胸廓塌陷、肋间隙变窄、叩诊为浊音或实音、听诊呼吸音减弱或消失。

病变累及胸膜时,早期于患侧可闻及胸膜摩擦音,随着胸腔积液的增加,患侧胸廓饱满,肋间隙增宽,气管向健侧移位,叩诊呈浊音至实音,听诊呼吸音减弱至消失。当积液减少或消失后,可出现胸膜增厚、粘连,气管向患侧移位,患侧胸廓可塌陷,肋间隙变窄、呼吸运动受限,叩诊为浊音,听诊呼吸音减弱。

原发性肺结核可伴有浅表淋巴结肿大,血行播散性肺结核可伴肝脾肿大、眼底脉络膜结节,儿童患者可伴皮肤粟粒疹。

3.3 胸部影像学检查

3.3.1 原发性肺结核

原发性肺结核主要表现为肺内原发病灶及胸内淋巴结肿大,或单纯胸内淋巴结肿大。儿童原发性肺结核也可表现为空洞、干酪性肺炎以及由支气管淋巴瘘导致的支气管结核。

3.3.2 血行播散性肺结核

急性血行播散性肺结核表现为两肺均匀分布的大小、密度一致的粟粒阴影;亚急性或慢性血行播散性肺结核的弥漫病灶,多分布于两肺的上中部,大小不一,密度不等,可有融合。儿童急性血行播散性肺结核有时仅表现为磨玻璃样影,婴幼儿粟粒病灶周围渗出明显,边缘模糊,易于融合。

3.3.3 继发性肺结核

继发性肺结核胸部影像表现多样。轻者主要表现为斑片、结节及索条影,或表现为结核瘤或孤立空洞;重者可表现为大叶性浸润、干酪性肺炎、多发空洞形成和支气管播散等;反复迁延进展者可出现肺损毁,损毁肺组织体积缩小,其内多发纤维厚壁空洞、继发性支气管扩张,或伴有多发钙化等,邻近肺门和纵隔结构牵拉移位,胸廓塌陷,胸膜增厚粘连,其他肺组织出现代偿性肺气肿和新旧不一的支气管播散病灶等。

3.3.4 气管、支气管结核

气管及支气管结核主要表现为气管或支气管壁不规则增厚、管腔狭窄或阻塞,狭窄支气管远端肺组织可出现继发性不张或实变、支气管扩张及其他部位支气管播散病灶等。

3.3.5 结核性胸膜炎

结核性胸膜炎分为干性胸膜炎和渗出性胸膜炎。干性胸膜炎为胸膜的早期炎性反应,通常无明显的影像表现;渗出性胸膜炎主要表现为胸腔积液,且胸腔积液可表现为少量或中大量的游离积液,或存在于胸腔任何部位的局限积液,吸收缓慢者常合并胸膜增厚粘连,也可演变为胸膜结核瘤及脓胸等。

3.4 实验室检查

3.4.1 细菌学检查

检查方法见附录 B。检查结果如下:

a)涂片显微镜检查阳性;

b)分枝杆菌培养阳性,菌种鉴定为结核分枝杆菌复合群。

3.4.2 分子生物学检查

结核分枝杆菌核酸检测阳性。

3.4.3 结核病病理学检查

结核病组织病理改变见附录 C。

3.4.4 免疫学检查

3.4.4.1 结核菌素皮肤试验,中度阳性或强阳性(见附录 D)。

3.4.4.2 γ- 干扰素释放试验阳性。

WS 288—2017

3.4.4.3 结核分枝杆菌抗体阳性。

3.5 支气管镜检查

支气管镜检查可直接观察气管和支气管病变,也可以抽吸分泌物、刷检及活检。

4 诊断原则

肺结核的诊断是以病原学(包括细菌学、分子生物学)检查为主,结合流行病史、临床表现、胸部影像、相关的辅助检查及鉴别诊断等,进行综合分析做出诊断。以病原学、病理学结果作为确诊依据。

儿童肺结核的诊断,除痰液病原学检查外,还要重视胃液病原学检查。

5 诊断

5.1 疑似病例

凡符合下列项目之一者:

a) 具备 3.3 中任一条者;

b) 5 岁以下儿童:具备 3.2 同时具备 3.1,3.4.4.1,3.4.4.2 任一条。

5.2 临床诊断病例

经鉴别诊断排除其他肺部疾病,同时符合下列项目之一者:

a) 具备 3.3 中任一条及 3.2 者;

b) 具备 3.3 中任一条及 3.4.4.1 者;

c) 具备 3.3 中任一条及 3.4.4.2 者;

d) 具备 3.3 中任一条及 3.4.4.3 者;

e) 具备 3.3 中任一条及肺外组织病理检查证实为结核病变者;

f) 具备 3.3.4 及 3.5 者可诊断为气管、支气管结核;

g) 具备 3.3.5 和胸水为渗出液、腺苷脱氨酶升高,同时具备 3.4.4.1,3.4.4.2,3.4.4.3 任一条者,可诊断为结核性胸膜炎;

h) 儿童肺结核临床诊断病例应同时具备以下 2 条:

1) 具备 3.3 中任一条及 3.2 者;

2) 具备 3.4.4.1,3.4.4.2 任一条者。

5.3 确诊病例

5.3.1 痰涂片阳性肺结核诊断

凡符合下列项目之一者：

a）2 份痰标本涂片抗酸杆菌检查符合 3.4.1.a 者；

b）1 份痰标本涂片抗酸杆菌检查符合 3.4.1.a,同时具备 3.3 中任一条者；

c）1 份痰标本涂片抗酸杆菌检查符合 3.4.1.a,并且 1 份痰标本分枝杆菌培养符合 3.4.1.b 者。

5.3.2 仅分枝杆菌分离培养阳性肺结核诊断

符合 3.3 中任一条,至少 2 份痰标本涂片阴性并且分枝杆菌培养符合 3.4.1.b 者。

5.3.3 分子生物学检查阳性肺结核诊断

符合 3.3 中任一条及 3.4.2 者。

5.3.4 肺组织病理学检查阳性肺结核诊断

符合 3.4.3 者。

5.3.5 气管、支气管结核诊断

凡符合下列项目之一者：

a）具备 3.5 及气管、支气管病理学检查符合 3.4.3 者；

b）具备 3.5 及气管、支气管分泌物病原学检查,符合 3.4.1.a 或 3.4.1.b 或 3.4.2 者。

5.3.6 结核性胸膜炎诊断

凡符合下列项目之一者：

a）具备 3.3 及胸水或胸膜病理学检查符合 3.4.3 者；

b）具备 3.3 及胸水病原学检查,符合 3.4.1.a 或 3.4.1.b 或 3.4.2 者。

6 鉴别诊断

肺结核的症状、体征和影像学表现同许多胸部疾病相似,在诊断肺结核时,应注意与其他疾病相鉴别(参见 E.1),包括与非结核分枝杆菌肺病鉴别(参见 E.2)。经鉴定符合非结核分枝杆菌者按非结核分枝杆菌肺病处理。

WS 288—2017

附录 A

（资料性附录）

肺结核病原学

A.1 结核分枝杆菌的形态与染色特性

结核分枝杆菌细长略弯曲,聚集呈分枝状排列增殖。因其细胞壁含有大量脂质,不易着色,经萋-尼氏抗酸染色呈红色,无菌毛和鞭毛,不形成芽孢(胞),现证明有荚膜。单在,成双,间或成丛排列。在人工培养基上,由于菌型、菌株和环境条件不同,可出现多种形态,如近似球形、棒状或丝状。在电镜下观察其具有复杂结构:由微荚膜、细胞外壳的三层结构、胞浆膜、胞浆、间体、核糖体及中间核质构成。

典型的结核分枝杆菌的形态为细长稍弯曲或直的,两端圆钝的杆菌,长 1μm~4μm,宽 0.3μm~0.6μm,单个散在,有时呈 X、Y 形或条索状。痰标本涂片经过抗酸染色后在 100 倍的生物显微镜下可以看到。

结核分枝杆菌在体内外经青霉素、环丝氨酸或溶菌酶诱导,可影响细胞壁中肽聚糖的合成,异烟肼影响分枝菌酸的合成,巨噬细胞吞噬结核分枝杆菌后溶菌酶的作用可破坏肽聚糖,均可导致其变为 L 型,呈颗粒状或丝状。

A.2 结核分枝杆菌的培养特性

结核分枝杆菌为专性需氧菌,营养要求高,最适 pH 以 6.5~6.8 为宜,生长缓慢,初次分离需要营养丰富的培养基。常用的有罗氏固体培养基,内含蛋黄、甘油、马铃薯、无机盐和孔雀绿等。孔雀绿可抑制杂菌生长,便于分离和长期培养。蛋黄含脂质生长因子,能刺激生长。根据接种菌多少,一般 2 周 ~4 周可见菌落生长。在固体培养基上菌落呈灰黄白色,干燥颗粒状,显著隆起,表面粗糙皱缩、菜花状的菌落。在液体培养基内,于液面形成粗纹皱膜,培养基保持透明。若加入吐温 80 于培养基中,可使结核杆菌呈分散均匀生长,一般 1 周 ~2 周即可生长。临床标本检查液体培养比固体培养的阳性率高数倍。菌体为细长略弯的杆菌,经抗酸染色染成红色。对干燥的抵抗力特别强,对酸碱有较强的抵抗力,易产生耐药性变异及 L 型细菌。

A.3 结核分枝杆菌的生化特性

结核杆菌不发酵糖类,能产生过氧化氢酶。对人致病的结核分枝杆菌现一般认为有人型、牛型、非洲型。人型与牛型菌形态相似,对豚鼠皆有较强致病力,但人型菌对家兔致病力远较牛型菌为弱。人型结核杆菌能合成烟酸,还原硝酸盐,耐受噻吩—2—羧酸酰肼,牛型结核杆菌都不具备上述特性。人型和牛型的毒株,中性红试验均阳性,无毒株,则中性红阴性且失去索状生长现象。热触酶试验对区别结核分枝杆菌与非结核分枝杆菌有重要意义。结核分枝杆菌大多数触酶试验阳性,而热触酶试验阴性,非结核分枝杆菌则大多数两种试验均阳性。热触酶试验检查方法是将浓的细菌悬液置 68℃ 水浴加温 20min,然后再加 H_2O_2。观察是否产生气泡,有气泡者为阳性。牛型结核分枝杆菌可经饮用未消毒的带菌牛乳引起肠道结核感染。显微镜下均为抗酸杆菌,细长稍弯,有时见人字型、Y 型分枝,培养生长经生化试验可以鉴别菌型。

A.4 结核分枝杆菌的抵抗力

结核分枝杆菌对酸、碱、自然环境和干燥有抵抗力,但对湿热、酒精和紫外线敏感,对抗结核药物易产生耐药性。结核分枝杆菌细胞壁中含有脂质,故对乙醇敏感。75% 酒精作用 5min~30min 死亡,液体中加热 62℃ ~63℃,30min 死亡。结核分枝杆菌对紫外线敏感,直接日光照射 2h~7h 可被杀死。紫外线可用于结核患者衣服、书籍等的消毒。

结核分枝杆菌在干燥痰内可存活 6 个月 ~8 个月,对抗结核药物易产生耐药性。结核分枝杆菌的抵抗力与环境中有机物的存在有密切关系,如痰液可增强结核分枝杆菌的抵抗力。因大多数消毒剂可使痰中的蛋白质凝固,包在细菌周围,使细菌不易被杀死。5% 石炭酸在无痰时 30min 可杀死结核分枝杆菌,有痰时需要 24h;5% 来苏儿无痰时 5min 杀死结核分枝杆菌,有痰时需要 1h~2h。

结核分枝杆菌对酸(3% HCl 或 6% H_2SO_4)或碱(4% NaOH)有抵抗力,15min 不受影响。可在分离培养时用于处理有杂菌污染的标本和消化标本中的黏稠物质。结核分枝杆菌对 1∶13 000 孔雀绿有抵抗力,加在培养基中可抑

WS 288—2017

制杂菌生长。结核分枝杆菌对链霉素、异烟肼、利福平、环丝氨酸、乙胺丁醇、卡那霉素、对氨基水杨酸等敏感,但长期用药容易出现耐药性。

A.5 结核分枝杆菌的变异性

结核分枝杆菌变异性包括:

a) 耐药性变异:结核分枝杆菌对抗结核药物较易产生耐药性,造成耐药菌株增多,给治疗造成困难。

b) 毒力变异:将有毒的牛分枝杆菌培养于含甘油、胆汁、马铃薯的培养基中,经230次移种传代,历时13年而获得了减毒活菌株,即卡介苗,目前广泛用于人类结核病的预防。

A.6 结核分枝杆菌的致病性

结核分枝杆菌不产生内、外毒素。其致病性可能与细菌在组织细胞内大量繁殖引起的炎症,菌体成分和代谢物质的毒性以及机体对菌体成分产生的免疫损伤有关。致病物质与荚膜、脂质和蛋白质有关。

A.6.1 荚膜

荚膜的主要成分为多糖,部分脂质和蛋白质。其对结核分枝杆菌的作用有:①荚膜能与吞噬细胞表面的补体受体3(CR3)结合,有助于结核分枝杆菌在宿主细胞上的黏附与入侵;②荚膜中有多种酶可降解宿主组织中的大分子物质,供入侵的结核分枝杆菌繁殖所需的营养;③荚膜能防止宿主的有害物质进入结核分枝杆菌,甚至如小分子 NaOH 也不易进入。故结核标本用4% NaOH 消化时,一般细菌很快杀死,但结核分枝杆菌可耐受数十分钟。结核分枝杆菌入侵后荚膜还可抑制吞噬体与溶酶体的融合。

A.6.2 脂质

据实验研究,细菌毒力可能与其所含复杂的脂质成分有关,特别是糖脂更为重要。①索状因子:是分枝菌酸和海藻糖结合的一种糖脂。能使细菌在液体培养基中呈蜿蜒索状排列。此因子与结核分枝杆菌毒力密切相关。它能破坏细胞线粒体膜,影响细胞呼吸,抑制白细胞游走和引起慢性肉芽肿。若将其从细菌中提出,则细菌丧失毒力。②磷脂:能促使单核细胞增生,并使炎症灶中的巨噬细胞转变为类上皮细胞,从而形成结核结节。③硫酸脑苷脂

（sulfatide）：可抑制吞噬细胞中吞噬体与溶酶体的结合，使结核分枝杆菌能在吞噬细胞中长期存活。④蜡质 D：是一种肽糖脂和分枝菌酸的复合物，可从有毒株或卡介苗中用甲醇提出，具有佐剂作用，可激发机体产生迟发型超敏反应。

A.6.3　蛋白质

有抗原性，和蜡质 D 结合后能使机体发生超敏反应，引起组织坏死和全身中毒症状，并在形成结核结节中发挥一定作用。

A.7　结核分枝杆菌的免疫反应

结核分枝杆菌是胞内感染菌，其免疫主要是以 T 细胞为主的细胞免疫。T 细胞不能直接和胞内菌作用，先与感染细胞反应，导致细胞崩溃，释放出结核分枝杆菌。机体对结核分枝杆菌虽能产生抗体，但抗体只能与释出的细菌接触起辅助作用。

A.7.1　免疫反应

一直以来认为在天然免疫中巨噬细胞是结核感染的主要的靶细胞，也是机体抗结核感染的最早起作用和最具有代表性的细胞群。但随着研究的深入，发现在结核感染的发展中有重要作用的其他细胞群，如中性粒细胞，是最早被征集到炎症部位，通过氧依赖的杀菌物质和胞外捕获机制来杀病原微生物。而且有研究者在感染实验动物前，将中性粒细胞去除，结果分支杆菌生长增加；反之，实验前用刺激中性粒细胞增殖的试剂，则分枝杆菌生长率降低。以及后来在中性粒细胞中发现了防御素。然而，中性粒细胞不只是有这种对机体的保护作用，还有些报道显示由于不同宿主对结核杆菌的敏感性的不同，中性粒细胞的病理损伤作用会超过其保护作用。细胞免疫反应针对结核杆菌，如同其他胞内感染菌一样，细胞介导的免疫反应比抗体介导的免疫反应更重要。于是通常会认为结核杆菌存在胞内不能与抗体结合，因此体液免疫反应对结核感染的机体没有保护作用。但是事实并非如此，抗体对于胞内菌感染的作用越来越得到研究者们的关注，以期得到有关结核免疫机制的更深入理解。在抗结核的细胞免疫反应中，主要参与的细胞是 CD4+ 和 CD8+T 细胞。巨噬细胞中结核杆菌通过 MHC Ⅱ 类分子的抗原提呈给 CD4+T 细胞，被早期细胞因子如 IL-12、IL-18 等诱导向 Th1 型细胞分化。这种 CD4+T 细胞能够产生大量的 IFN-r 等细胞因子，激活巨噬细胞，加速吞噬和杀灭结核杆菌。另

WS 288—2017

外有研究说明 CD4+T 细胞还参与被感染的细胞的凋亡。抗原特异的溶细胞性 CD4+T 细胞杀灭吞噬了结核杆菌的巨噬细胞,其中对细胞的溶解会导致细菌的扩散,但是释放出的细菌又会被机体中的其他巨噬细胞吞噬,这样形成的一个恶性循环;只有调节巨噬细胞和溶细胞性 T 细胞活化之间平衡才能利于感染的控制。总的来说,CD4+T 细胞在机体抗结核感染起着重要作用,当例如 HIV 感染的病人,缺乏 CD4+T 细胞时,结核感染便不能控制。对于 CD8+T 细胞对结核感染的控制作用主要是产生颗粒溶素(granulysin)和穿孔素来直接杀灭结核杆菌;还有 r/δT 细胞,在天然免疫和适应性免疫起连接作用,其作用不仅仅是产生细胞因子和细胞毒性作用,还可以维持宿主细胞的完整性和内环境的稳态。另外还有些调节性 T 细胞和单核细胞都能产生免疫抑制性的细胞因子 TGF-β,可以被 manLAM 刺激分泌增加,下调调节炎症反应,利于结核杆菌的生存。

A.7.2　免疫与超敏反应

　　结核分枝杆菌所致免疫应答的特点,是机体对结核分枝杆菌产生特异性免疫的同时,也产生了迟发型超敏反应。随着机体对结核分枝杆菌产生保护作用的同时,也可以看到有迟发型超敏反应的产生,二者均为 T 细胞介导的结果。从郭霍现象(Koch phenomenon)可以看到,将结核分枝杆菌初次注入健康豚鼠皮下,10d~14d 后局部溃烂不愈,附近淋巴结肿大,细菌扩散至全身,表现为原发感染的特点。若以结核分枝杆菌对以前曾感染过结核的豚鼠进行再感染,则于 1d~2d 内局部迅速产生溃烂,易愈合。附近淋巴结不肿大,细菌亦很少扩散,表现为原发后感染的特点。可见再感染时溃疡浅、易愈合、不扩散,表明机体已有一定免疫力。但再感染时溃疡发生快,说明在产生免疫的同时有超敏反应的参与。近年来研究表明结核分枝杆菌诱导机体产生免疫和超敏反应的物质不同。

A.7.3　免疫学检测

　　1976 年 Bassau 等首次用结核杆菌培养滤液,即 PPD(结核菌素纯蛋白衍生物)作抗原,以 ELISA 法检测 89 例肺结核患者及 48 例正常人血清中的结核抗体敏感性为 57%,特异性为 98%。由于 ELISA 法简便易行快速,且无需精密仪器,在结核病血清学诊断方面应用最多应用最广。据报告 ELISA 法检测结核抗体的敏感性为 62.0%~94.7%,但结核分枝杆菌 L 型感染者 OT 或 PPD

实验常呈阴性。目前可以采用免疫荧光法和胶乳凝集试验检验,两者在抗体稀释度很高时,仍呈阳性反应,这与非结核分枝杆菌 L 型或其他细菌 L 型的表现明显不同。

A.8 结核分枝杆菌的耐药机制

目前对于结核杆菌耐药机制的研究很多,但主要有以下 3 种观点:细胞壁结构与组成发生变化,使细胞壁通透性改变,药物通透性降低,产生降解或灭活酶类,改变了药物作用靶位;结核杆菌中存在活跃的药物外排泵系统,外排泵将菌体内药物泵出,使得胞内药物浓度不能有效抑制或杀死结核杆菌,从而产生耐药性;结核杆菌基因组上编码药物靶标的基因或药物活性有关的酶基因突变,使药物失效从而产生耐药性,这是结核杆菌产生耐药性的主要分子机制。

WS 288—2017

附录 B
（规范性附录）
分枝杆菌细菌学检查

B.1 痰标本的采集、运送和保存

B.1.1 痰标本的采集

采集步骤如下：

a）即时痰为患者就诊时深呼吸后咳出的痰液，清晨痰为清晨晨起立即用清水漱口后深咳出的痰液，夜间痰为送痰前一日夜间咳出的痰液；合格的痰标本应是脓样、干酪样或脓性黏液样性质的痰液，痰量以 3mL~5mL 为宜。

b）痰标本应由检验人员或经培训合格的专人验收，痰液不合格者，要求重新送检；当难以获得合格标本时，也应进行细菌学检查，但应注明标本性状，以便分析结果时参考。

c）留取痰标本的容器应采用国际通用螺旋盖痰瓶，或选用直径 40mm、高 20mm 有螺旋盖可密封的塑料盒，容器上应注明患者姓名、编号、检查项目、痰标本序号及送检日期。

B.1.2 痰标本的运送

留取痰标本后，应将容器密封，切勿倒置，以防痰液外溢；需外送检查的标本应认真核对痰盒上的标注是否正确清晰，是否与检验单一致，痰容器应采用专用的运输盒运送。

B.1.3 痰标本的保存

当天不能检查的痰标本应置 4℃冰箱内保存。

B.2 萋-尼氏抗酸染色显微镜检查

B.2.1 检验目的

检测样本中有无分枝杆菌，用于结核病的诊断。

B.2.2 方法原理

分枝杆菌的染色镜检可以使用不同的染料，但均是依据分枝杆菌细胞膜含脂质较多,其中主要成分为分枝菌酸,菌酸具有抗酸性,染料将分枝杆菌染色后,分枝杆菌细胞膜能抵抗盐酸乙醇等脱色剂作用,使分枝杆菌能保持染料的颜色。分枝杆菌抗酸性是菌体内的分枝菌酸、RNA 蛋白及其细菌壁的完整性相结合的综合反应,即抗酸性的强弱除与细菌壁的完整性有关以外,还与其细菌成熟和衰老程度有关。

姜-尼氏染色法,是复红染色液在石碳酸的协同作用下,并对标本加热促进染色剂同被染细胞的结合,将抗酸杆菌染成紫红色,随后使用酸性酒精脱色,抗酸杆菌能保持紫红色,而其他脱落细胞或标本中的非抗酸杆菌被酸性酒精脱去颜色,后经复染剂亚甲兰复染为蓝色,光学镜下观察,可在蓝色背景下看到紫红色的杆状抗酸菌。

B.2.3 检测样品

B.2.3.1 痰

B.2.3.2 其他类型临床标本

包括胸水、腹水、尿液、脑脊液、胃液、脓液(分泌物、穿刺液等)、病理组织或干酪块、粪便和咽喉棉拭子、支气管灌洗液等临床标本。

B.2.3.3 分枝杆菌培养物

液体和固体分枝杆菌培养物(形态学鉴定)。

B.2.4 检测设备仪器

生物安全柜、离心机、天平、高压灭菌器、冰箱、显微镜、涡旋振荡器。

B.2.5 检测试剂材料及配制方法

材料如下:

a) 0.8% 碱性复红染液:

1) 碱性复红乙醇储存液:8g 碱性复红溶于 95% 酒精溶液 100mL 中,充分振荡使复红溶解,避光保存。

2) 5% 石碳酸水溶液:50℃水浴加热溶解石碳酸,5g 石碳酸溶于 90mL 蒸馏水中,待溶液冷却至室温,补充蒸馏水至 100mL。

3) 碱性复红染色应用液:10mL 碱性复红乙醇储存液与 90mL 5% 石碳酸水溶液混合,用定性滤纸过滤。

b) 5% 盐酸乙醇脱色液:

35% 浓盐酸 5mL 缓慢加入 95% 乙醇 95mL 中混合。

WS 288—2017

　　c）0.06% 亚甲兰复染液：

　　1）亚甲蓝储存液：0.3g 亚甲蓝溶于 95% 乙醇 50mL 中，完全溶解后加蒸馏水至终体积 100mL；

　　2）亚甲蓝复染液：以蒸馏水 5 倍稀释 0.3% 亚甲蓝储存液，用定性滤纸过滤即得亚甲蓝复染液；

　　d）磨砂载玻片、竹签、2B 铅笔、镜油、染色架、玻片盒等。

B.2.6　操作步骤

B.2.6.1　涂片制备

B.2.6.1.1　直接涂片法，步骤如下：

　　a）使用一端有磨砂面的无划痕的新玻片，经 95% 乙醇脱脂，干燥、清洁后备用；

　　b）用 2B 铅笔在磨砂面上注明实验序号及标本序号；

　　c）确保玻片的编号与痰盒上的编号相同；

　　d）生物安全柜中，小心打开承载痰标本的容器，防止产生气溶胶或使标本外溢；

　　e）仔细观察标本，使用折断的竹签茬端，挑取痰标本中干酪样、脓样或可疑部分约 0.05mL，于玻片正面轻轻环状均匀涂抹成 10mm×20mm 的卵圆形痰膜（见图 B.1）；

　　f）痰膜朝上静置在生物安全柜中，自然干燥后（一般约需要 30min）进行染色镜检；

　　g）涂抹完毕后的痰标本，在结果报告前应暂时保留。

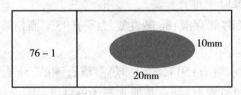

图 B.1　制备好的痰涂片示例

B.2.6.1.2　离心沉淀集菌涂片法

　　留取的痰标本，经高压蒸汽（1.0kg/cm², 121℃ 15min~20min）液化和灭活处理，取出放冷后，取 5mL~10mL 盛于容积为 50mL 的离心玻管中加灭菌蒸馏水 20mL~30mL，振荡器上振荡 5min~10min，在 3000g 离心 15min~30min，使结核分枝杆菌集中于试管底部，取沉淀物涂片。

B.2.6.1.3 其他类型临床标本，步骤如下：

a）脓液：同痰液涂片；

b）病理组织或干酪块：先用组织研磨器研磨后再进行涂片；

c）尿液：送检标本应首先静置 2h~4h，取沉淀部分约 20mL~50mL，3000g 离心 20min~30min，取沉淀涂片；

d）胸、腹水标本：参照尿液涂片；

e）脑脊液：无菌操作收集脑脊液，置冰箱或室温 24h，待薄膜形成后进行涂片；或将脑脊液经 3000g 离心 20min~30min，取沉淀涂片检查；

f）粪便：标本与生理盐水混合后，充分振荡使之成为混悬液；定性滤纸过滤后，滤液经 3000g 离心 20min~30min，沉淀进行涂片检查；

g）咽喉棉拭子：棉拭子放入无菌试管中，加入适量生理盐水浸泡，并强烈振荡，取出棉拭子后，液体在 3000g 离心 20min~30min，沉淀进行涂片检查；

B.2.6.2 抗酸染色

步骤如下：

a）固定：涂片自然干燥后，放置在染色架上，玻片间距保持 10mm 以上的距离；加热固定（在 5s 内将玻片经过火焰加热 4 次）。

b）初染：滴加石碳酸复红染液盖满痰膜，加热至出现蒸气后，停止加热，保持染色 5min。染色期间应始终保持痰膜被染色液覆盖，必要时可续加染色液。加热时勿使染色液沸腾。高海拔地区应适当增加加热次数和染色时间。

c）水洗：流水自玻片一端轻缓冲洗，冲去染色液，沥去标本上剩余的水。

d）脱色：自痰膜上端外缘滴加脱色剂盖满玻片，脱色 1min；如有必要，流水洗去脱色液后，再次脱色至痰膜无可视红色为止。

e）水洗：流水自玻片一端轻缓冲洗，冲去脱色液，沥去玻片上剩余的水。

f）复染：滴加亚甲蓝复染液，染色 30s。

g）水洗：流水自玻片一端轻缓冲洗，冲去复染液，然后沥去标本上剩余的水。待玻片干燥后镜检。

h）效果：一张染色合格的玻片，痰膜肉眼观为亮蓝色，无红色斑块。

WS 288—2017

B.2.6.3　显微镜检查

步骤如下：

a）使用 10 倍目镜双目显微镜读片。

b）取染色完毕且已干燥的玻片,痰膜向上放置在玻片台上并以卡尺固定。

c）首先使用 40× 物镜,转动卡尺移动玻片至痰膜左端,将光线调节至适当亮度,调节焦距至可见细胞形态。

d）移开 40× 物镜,在玻片上滴 1~2 滴镜油,使用 100× 油镜进行细致观察,应避免油镜镜头直接接触玻片上的痰膜。

e）读片时,首先应从左向右观察相邻的视野,当玻片移动至痰膜一端时,纵向向下转换一个视野,然后从右向左观察,依此类推(见图 B.2)。通常 20mm 的痰膜,使用 100× 油镜,每横行约有 100 个视野。

f）在淡蓝色背景下,抗酸菌呈红色,其他细菌和细胞呈蓝色。

g）仔细观察完 300 个视野,一般需要 5min 以上,每个工作日,一位镜检人员的玻片阅读量不应超过 25 张,且连续阅读 10~12 张玻片后,应休息 20min 左右。

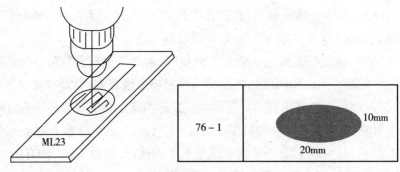

图 B.2　镜检读片移动方式

B.2.7　结果判读

　　萋-尼氏染色抗酸杆菌阴性:连续观察 300 个不同视野,未发现抗酸杆菌;

萋-尼氏染色抗酸杆菌阳性　抗酸杆菌菌数:1~8 条/300 视野;

　　萋-尼氏染色抗酸杆菌阳性(1+):3~9 条/100 视野,连续观察 300 个视野;

萋-尼氏染色抗酸杆菌阳性(2+):1~9 条/10 视野,连续观察 100 个视野;萋-

尼氏染色抗酸杆菌阳性(3+):1~9 条 /1 视野;

　　萋 - 尼氏染色抗酸杆菌阳性(4+):≥10 条 /1 视野。

　　报告 1+ 时至少观察 300 个视野,报告 2+ 至少观察 100 个视野,3+、4+ 时至少观察 50 个视野。

　　不典型抗酸菌(如:颗粒体、丝状体、巨球体等),按实际观察情况描述报告结果。例如:萋 - 尼氏染色阳性颗粒体(2+)。

B.2.8　质量控制

　　涂片镜检的质量保证要按照《中国结核病防治规划·痰涂片镜检标准化操作及质量保证手册》要求的程序和频度执行。

B.3　荧光染色显微镜检查

B.3.1　检验目的

　　检测样本中分枝杆菌,用于结核病的诊断。

B.3.2　方法原理

　　分枝杆菌在金胺"O"染液染色后,在含有紫外光源的荧光显微镜下发出橘黄颜色,高倍镜(物镜 40 倍目镜 10 倍)下,可见分枝杆菌产生黄绿色荧光,呈杆状或分枝状。

B.3.3　检测样品

　　同萋 - 尼氏抗酸染色。

B.3.4　设备仪器

　　荧光显微镜。

B.3.5　试剂材料

B.3.5.1　荧光染色液配制

　　材料如下:

　　a)金胺"O"染液:

金胺"O"　　　　　　1g

石碳酸　　　　　　　50mL

乙醇　　　　　　　　100mL

补蒸馏水至　　　　　1000mL

　　b)脱色剂:5% 盐酸乙醇(配制方法参照萋 - 尼氏染色);

WS 288—2017

c）复染剂：0.5% 高锰酸钾水溶液。

B.3.5.2　涂片制备

同萋 - 尼氏抗酸染色法。

B.3.6　操作步骤

B.3.6.1　荧光染色

步骤如下：

a）染色：涂片经火焰固定后，滴加金胺"O"染色剂盖满玻片，染色 30min，流水自玻片一端轻缓冲洗，洗去染色液，沥去玻片上剩余的水；

b）脱色：痰膜上端外缘滴加脱色剂，盖满玻片，脱色 3min 或至无色，流水自玻片一端轻洗，洗去脱色剂；

c）复染：加复染剂复染 1min，沥去复染液，流水自玻片一端轻洗，自然干燥后镜检。

B.3.6.2　显微镜检查

有涂膜面向上放置玻片于荧光或 LED 显微镜载物台，并以卡尺固定后，首先以 10× 目镜、20× 物镜进行镜检，发现疑为分枝杆菌的荧光杆状物质，使用 40× 物镜确认。在暗背景下，分枝杆菌发出黄色荧光，呈杆状略弯曲。

B.3.7　结果判读

荧光染色镜检结果分级报告标准：

荧光染色分枝杆菌阴性（−）：0 条 /50 视野；

荧光染色分枝杆菌阳性（报告分枝杆菌数）：1~9 条 /50 视野；荧光染色分枝杆菌阳性（1+）：10~49 条 /50 视野；

荧光染色分枝杆菌阳性（2+）：1~9 条 /1 视野；荧光染色分枝杆菌阳性（3+）：10~99 条 /1 视野；

荧光染色分枝杆菌阳性（4+）：100 条及以上 /1 视野。

报告 2+ 至少观察 50 个视野，3+ 及以上的阳性结果至少观察 20 个视野。

B.3.8　质量控制

痰涂片应保存近期 3 个月，年涂片量不足 500 张的实验室痰涂片应保存 1 年，3 月痰涂片量超过 1000 张的，保存近期 1000 张痰涂片，供上级结核病实验室（或质量控制机构）进行质量控制复验。

B.4 痰标本分枝杆菌固体培养基培养检查

B.4.1 检验目的

分离临床标本的分枝杆菌。

B.4.2 测定方法

目测法。

B.4.3 实验原理

分枝杆菌因其较厚的细胞壁而具有耐受酸碱的特点,能耐受碱性消化液的处理,而酸性培养基能中和碱性标本处理液,碱消化液消化后标本可直接接种于酸性培养基上,用以分枝杆菌的分离培养。

B.4.4 标本要求

B.4.4.1 病人准备

不需要特殊准备。

B.4.4.2 标本类型

痰标本。

B.4.4.3 标本采集

具体步骤如下:

a)当患者咳嗽、咳痰时,易产生含有结核分枝杆菌的气溶胶,感染周边人群的机率较高,故采集痰标本时应在远离人群的开放空间,或通风良好的留痰室内进行;

b)深吸气 2 次~3 次,每次用力呼出,从肺部深处咳出,将打开盖的痰盒靠近嘴边收集痰液,拧紧盒盖;

c)如果患者刚吃过东西,应先用清水漱口,装有义齿的患者在留取痰标本之前应先将义齿取出;

d)标本量:2mL;

e)不可接受样本:唾液;

f)标本储存与标本稳定性:标本在 2℃~8℃可保存 5d。

B.4.5 设备和试剂

B.4.5.1 设备

二级生物安全柜、恒温培养箱、涡旋振荡器。

B.4.5.2　试剂

前处理管（50mL 离心管）、无菌吸管（每份标本需要 2 支吸管：1 支前处理吸标本，1 支接种）、试管架、斜面培养架、培养管架、废液缸（注意：内盛不腐蚀高压灭菌器的消毒液）、废弃物袋。

4% 氢氧化钠（NaOH）溶液，酸性改良罗氏培养基。

B.4.6　操作程序

B.4.6.1　准备

具体准备如下：

a）将酸性改良罗氏培养基从冷藏环境中取出，室温下放置；

b）接通生物安全柜电源，开风机保持预热 15min；

c）按照标本上的信息，将患者姓名或实验序号标记在前处理管上；

d）待酸性改良罗氏培养基恢复至室温，在培养管斜面的背面标记患者姓名、实验序号、接种日期。

B.4.6.2　标本处理

具体步骤如下：

a）对照标记的患者姓名，在生物安全柜内使用无菌吸管吸取约 2mL 标本于相应标记的前处理管中；

b）旋紧痰标本容器螺旋盖；

c）视痰标本性状，使用吸管，将 1 倍 ~2 倍痰标本体积的 4% NaOH 加入前处理管中；

d）旋紧处理管螺旋盖，将前处理管置于试管架内；

e）接通涡旋振荡器电源，在生物安全柜内将前处理管在涡旋振荡器上涡旋振荡 30s 左右至痰标本液化；

f）如果以手持拿前处理管，持拿方法是以拇指、无名指分别持拿处理管外壁，食指、中指按处理管螺旋盖；

g）将前处理管置于试管架内，置于生物安全柜内，室温静置 15min。

B.4.6.3　接种

具体步骤如下：

a）拧开酸性改良罗氏培养管螺旋盖，检查培养基斜面底部的冷凝水，如果冷凝水过多，则沿着斜面相对的一面的培养管内壁，将冷凝水弃去；

b）以无菌吸管吸取前处理后的痰标本,吸取接近结束时,将吸管口移出液面,使吸管前端一段不含液体,避免液体意外滴落;

c）保持培养基斜面水平或底端略低,均匀接种至酸性改良罗氏培养基斜面上,每支培养基使用接种 2 滴(0.1mL~0.15mL),接种时第一滴液体接种至斜面中部,第二滴接种到培养基上部;

d）将用过的吸管置于生物安全柜内的废液缸内;

e）旋上培养管螺旋盖,不要太紧;

f）轻轻转动并放低培养管底部,使接种的液体均匀的在斜面上铺开;

g）将培养基放置在斜面培养架上,保持培养基斜面水平向上;

h）重复步骤 a）~g）,直至全部培养基接种完毕。

B.4.6.4 观察报告

具体步骤如下:

a）将接种后的培养基连同斜面培养架置于恒温培养箱内,36℃ ±1℃孵育;

b）24h 后,再拧紧培养管螺旋盖,放置于直立的培养管架上,36℃ ±1℃条件下继续孵育;

c）接种后第 3 天和第 7 天观察培养情况,此后每周观察一次,直至第 8 周末。每次观察后要在培养结果记录本上记录观察结果。

B.4.7 结果判读

结核杆菌的典型菌落形态为:不透明淡黄色、粗糙、干燥、凸起于培养基、有的成菜花样。如果发现培养基液化、或者长霉菌,则报告污染。

分枝杆菌分级报告标准:

无菌落生长　　　　　　　　　　报告培养阴性

菌落生长不及斜面面积 1/4 时,报告实际菌落数菌

落占斜面面积 1/4　　　　　　　报告(1+)

菌落占斜面面积 1/2　　　　　　报告(2+)

菌落占斜面面积 3/4　　　　　　报告(3+)

菌落布满培养基斜面　　　　　　报告(4+)

B.4.8 质量控制

参照《分枝杆菌分离培养标准化操作程序及质量保证手册》进行质量控制。

WS 288—2017

附录 C

（规范性附录）

结核病病理学检查

C.1 结核病病理学特征

病理学改变表现为上皮细胞样肉芽肿性炎,光学显微镜下可见大小不等和数量不同的坏死性和非坏死性的肉芽肿。肉芽肿是由上皮样细胞结节融合而成。典型的结核病变由融合的上皮样细胞结节组成,中心为干酪样坏死,周边可见朗罕多核巨细胞,外层为淋巴细胞浸润和增生的纤维结缔组织。证明结核性病变,需要在病变区找到病原菌。组织病理学通常可采用抗酸染色方法。切片染色后显微镜下常常可以在坏死区中心或坏死区与上皮样肉芽肿交界处查见红染的两端钝圆并稍弯曲的短棒状杆菌;用金胺罗达明荧光染色,在荧光显微镜下也可查见杆菌。利用多聚酶链反应(PCR)技术能对石蜡包埋组织中结核杆菌 DNA 进行检测并与其他抗酸杆菌相鉴别。对一些陈旧性结核病变,仅有凝固性坏死和纤维化病变,在抗酸染色未找到结核杆菌情况下,应用 PCR 对结核杆菌 DNA 检测,敏感性和特异性高,对于确定诊断有较好帮助。

C.2 临床病理学诊断

C.2.1 穿刺物涂片检查

穿刺物涂片检查是利用细针穿刺,吸取病变部位的少量体液及细胞标本,通过对穿刺物涂片行萋-尼(Ziehl-Neelsen)氏抗酸染色法染色、镜检查找抗酸阳性杆菌,方法简便易行,结果较为可靠,广泛应用于临床。

C.2.2 活检组织病理学诊断

结核分枝杆菌引起慢性感染属于特殊性炎症,可引起细胞免疫反应和 IV 型变态反应,具备一般炎症的渗出、坏死和增生 3 种基本变化,亦有其特殊性,详见如下:

a)渗出性病变:主要表现为浆液性或浆液纤维素性炎。病变早期局部有中性粒细胞浸润,但很快被巨噬细胞所取代,在渗出液和巨噬细胞中可查见结核杆菌。

　　b）增生性病变：形成具有诊断价值的结核结节，由上皮样细胞、朗罕多核巨细胞以及外周聚集的淋巴细胞和少量增生的纤维母细胞构成，典型者结节中央有干酪样坏死。

　　c）变质性病变：上述以渗出为主或以增生为主的病变均可继发干酪样坏死，结核坏死灶由于含脂质较多呈淡黄色、均质细腻，质地较实，状似奶酪，故称干酪样坏死。干酪样坏死对结核病病理诊断具有一定的意义。显微镜下为红染无结构的颗粒状物，干酪样坏死物中常见少数结核杆菌。渗出、坏死和增生3种变化往往同时存在而以某一种改变为主，而且可以互相转化。

　　典型结核（结核结节）的病理诊断较容易，而不具备典型结核病理变化的病例则常需借助抗酸染色找到结核杆菌从而明确诊断。多数结核病灶特别是干酪样坏死组织中及其周围组织内可查到结核杆菌。还可采用现代分子生物学检测手段，如聚合酶链反应（PCR法）、原位杂交和基因测序等作辅助诊断。尽管如此，仍有少数病例可能因组织取材以及处理不当等因素不能明确诊断，还需参考临床表现、结核菌素试验、影像学及诊断性治疗等才能明确诊断。

WS 288—2017

附录 D

（规范性附录）

结核菌素皮肤试验

D.1　结核菌素皮肤试验方法

在左前臂掌侧前 1/3 中央皮内注射 5 IU PPD，以局部出现 7mm~8mm 大小的圆形橘皮样皮丘为宜。

D.2　查验反应

72h（48h~96h）检查反应。以皮肤硬结为准。阴性（−）：硬结平均直径＜5mm 或无反应者为阴性。

阳性反应（+）：硬结平均直径≥5mm 者为阳性。硬结平均直径≥5mm，＜10mm 为一般阳性；硬结平均直径≥10mm，＜15mm 为中度阳性；硬结平均直径≥15mm 或局部出现双圈、水泡、坏死及淋巴管炎者为强阳性。

D.3　结核菌素皮肤试验的假阴性反应

结核菌素皮肤试验假阴性反应如下：

a）变态反应前期：从结核分枝杆菌感染到产生反应约需一个多月，在反应前期，结核菌素试验无反应；

b）免疫系统受干扰：急性传染病，如百日咳、麻疹、白喉等，可使原有反应暂时受到抑制，呈阴性反应；

c）免疫功能低下：重症结核病、肿瘤、结节病、艾滋病等结素反应可降低或无反应，但随着病情好转，结核菌素试验可又呈阳性反应；

d）结核菌素试剂失效或试验方法错误，也可出现结核菌素试验阴性。

D.4　结核感染判断标准

判读结核感染标准如下：

a）一般情况下，在没有卡介苗接种和非结核分枝杆菌干扰时，PPD 反应硬结≥5mm 应视为已受结核菌感染；

　　b）在卡介苗接种地区和或非结核分枝杆菌感染流行地区，以 PPD 反应≥10mm 为结核感染标准；

　　c）在卡介苗接种地区和或非结核分枝杆菌流行地区，对 HIV 阳性、接受免疫抑制剂 >1 个月，PPD 反应≥5mm 为结核感染；

　　d）与涂片阳性肺结核有密切接触的 5 岁以下儿童，PPD 反应≥5mm 为结核感染；

　　e）PPD 反应≥15mm 及以上或存在水泡、坏死、淋巴管炎等为结核感染强反应。

WS 288—2017

附录 E

（资料性附录）

肺结核鉴别诊断、非结核分枝杆菌肺病

E.1 肺结核鉴别诊断

E.1.1 影像呈浸润表现的肺结核鉴别

影像呈浸润表现的肺结核应与细菌性肺炎、肺真菌病和肺寄生虫病等感染性肺疾病相鉴别。细菌性肺炎常有受凉史,多伴血白细胞升高,抗感染治疗病灶吸收较快;肺真菌病常有长期应用抗生素、免疫抑制剂或患有免疫疾病史,痰真菌培养阳性,血 G 试验及 GM 试验阳性,抗炎、抗结核治疗无效,抗真菌治疗有效;肺寄生虫病患者常有在流行地区居住史,食污染食物及饮生水史,痰内或胸水查到虫卵,血清特异性抗体检查有助于诊断。

E.1.2 肺结核球鉴别

肺结核球与周围性肺癌、炎性假瘤、肺错构瘤和肺隔离症等相鉴别。周围性肺癌患者常以咳嗽、胸痛就诊或体检发现病灶,病灶多有分叶、毛刺,多无卫星病灶,患者痰中可找到瘤细胞,经皮肺穿刺活检或经支气管镜肺活检病理检查常能确诊;炎性假瘤是一种病因不明炎性肉芽肿病变,患者以前曾有慢性肺部感染史,抗炎治疗病灶逐渐缩小;肺错构瘤常为孤立病灶,呈爆米花样阴影;肺隔离症以 20 岁年轻人较多,不伴肺内感染时可长期无症状,病变好发于肺下叶后基底段,以左下肺多见,密度均匀、边缘清楚,很少钙化,血管造影及肺放射性核素扫描可见单独血供,可确诊。

E.1.3 血行播散性肺结核鉴别

血行播散性肺结核与支气管肺泡细胞癌、肺含铁血黄素沉着症和弥漫性肺间质病相鉴别。肺泡细胞癌患者多无结核中毒症状,胸闷、气短症状明显,可以有较多泡沫样痰液,病灶多发生于双肺中下肺野,分布不均匀,痰中检查可查到癌细胞,经皮肺活检、经支气管镜肺活检常能确诊;肺含铁血黄素沉着症患者常有反复咳嗽、咯血及缺铁性贫血症状,有过敏、二尖瓣狭窄、肺出血-肾炎综合征等病史,阴影中下肺野分布较多,患者痰巨噬细胞内发现含铁血黄

素颗粒可助诊断,确诊通常依靠经皮肺组织活检或经支气管镜肺活检病理检查;弥漫性肺间质病患者病史较长,进行性呼吸困难,部分患者有粉尘接触史,阴影以中下肺野、内中带较多,患者未并发感染时,多无发热,低氧血症明显,确诊通常需肺活检病理检查。

E.1.4 支气管淋巴结结核鉴别

支气管淋巴结结核与中央型肺癌、淋巴瘤和结节病相鉴别。肺癌患者年龄多在 40 岁以上,患者早期可有刺激性干咳、血痰,多无结核中毒症状;淋巴瘤为淋巴系统的恶性肿瘤,可表现单侧或双侧肺门淋巴结肿大,患者多伴血色素降低、浅表部位淋巴结肿大;结节病是原因不明的全身性肉芽肿疾病,影像学表现双侧肺门或纵隔淋巴结肿大,结核菌素试验多为阴性,Kveim 试验阳性,血管紧张素转化酶升高,肾上腺皮质激素治疗有效,以上疾病确诊通常需支气管镜检查或超声内镜检查并病理检查。

E.1.5 肺结核空洞鉴别

肺结核空洞与癌性空洞、肺囊肿和囊性支气管扩张相鉴别。肺癌性空洞洞壁多不规则,空洞内可见结节状突起,空洞周围无卫星灶,空洞增大速度较快;肺囊肿为肺组织先天性异常,多发生在肺上野,并发感染时,空腔内可见液平,周围无卫星灶,未并发感染时可多年无症状,病灶多年无变化;囊性支气管扩张多发生在双肺中下肺野,患者常有咳大量脓痰、咯血病史,薄层 CT 扫描或碘油支气管造影可助诊断。

E.1.6 结核性胸膜炎鉴别

结核性胸膜炎与各种漏出性胸腔积液、癌性胸腔积液和肺炎旁胸腔积液相鉴别。胸腔积液诊断的一项必要工作是鉴别是渗出液(来自侵及胸膜的疾病或导致血管通透性增加和或胸腔淋巴回流减少的疾病)还是漏出液(起因与正常胸膜系统胸内流体静力压和胶体渗透压的紊乱),其鉴别目前仍采用 Light 标准检测胸液(PF)、血清乳酸脱氢酶(LDH)和总蛋白。如果符合下列一项或多项标准,胸液可能是渗出性的:

  a)PF 的蛋白 / 血清蛋白比值 >0.5;

  b)PF 的 LDH/ 血清 LDH 比值 >0.6;

  c)PF 的 LDH>2/3 正常血清 LDH 上限。

胸腔积液脂质和胆固醇的测量一般用于怀疑乳糜胸或假性乳糜胸的诊

WS 288—2017

断。当胸腔积液总甘油三酯（TG）>110mg/dL，胸腔积液 TG/ 血清 TG>1，胸腔积液胆固醇 / 血清胆固醇 <1 时，可诊断乳糜胸。胸腔积液 TG<50mg/dL 可排除乳糜胸的诊断。心源性胸腔积液、肝性胸腔积液和肾性胸腔积液，临床上积液多为双侧，有原发病病史，无结核中毒症状，胸水密度 1.016，蛋白含量 <30g/L，通常为漏出液，原发病好转后胸水很快吸收。肿瘤胸膜转移及胸膜间皮瘤，患者常有剧痛，胸水多为血性，胸水瘤细胞及胸膜活检特别是胸腔镜下直视活检病理检查可助诊断。肺炎旁胸腔积液患者有感染史，抗感染治疗后胸水很快吸收。

E.1.7 肺结核与非结核分枝杆菌肺病鉴别

非结核分枝杆菌肺病临床表现酷似肺结核病。多继发于支气管扩张、矽肺和肺结核病等慢性肺病，也是人类免疫缺陷病毒（HIV）感染或获得性免疫缺陷综合征（AIDS）的常见并发症。常见临床症状有咳嗽、咳痰、咯血、发热等。胸片可表现为炎性病灶及单发或多发薄壁空洞，纤维硬结灶、球形病变及胸膜渗出相对少见。病变多累及上叶的尖段和前段。但亦约有 20%~50% 的病人无明显症状。痰抗酸染色涂片检查阳性，无法区别结核分枝杆菌与非结核分枝杆菌，只有通过分枝杆菌培养菌型鉴别方可鉴别。其病理组织学基本改变类似于结核病，但非结核分枝杆菌肺病的组织学上改变以类上皮细胞肉芽肿改变多见，无明显干酪样坏死。胶原纤维增生且多呈现玻璃样变，这是与结核病的组织学改变区别的主要特点。目前尚无特效治疗非结核分枝杆菌肺病的化学药物和标准的化疗方案，且多数非结核分枝杆菌对抗结核药物耐药，故主张抗结核药物与其他抗生素联合使用，方案中药物以 3 种 ~5 种为宜，一般情况下，非结核分枝杆菌肺病在抗酸杆菌阴转后仍需继续治疗 18 个月 ~24 个月，至少 12 个月，与肺结核化疗方案明显不同。

E.2 非结核分枝杆菌肺病

E.2.1 非结核分枝杆菌（NTM）定义

NTM 指除结核分枝杆菌复合群和麻风分枝杆菌以外的其他分枝杆菌总称。NTM 感染指感染了 NTM，但未发病；NTM 病指感染了 NTM，并引起相关组织、脏器的病变。

E.2.2　NTM 分离培养和菌种鉴定方法

NTM 分离培养和菌种鉴定方法包括以下几种：

a）传统方法：包括液体和固体培养基培养；

b）高效液相色谱法；

c）分子生物学方法。

E.2.3　NTM 肺病的临床表现

NTM 病的全身中毒症状和局部损害表现与结核病相似，在无菌种鉴定结果的情况下，可长期被误诊为结核病。女性患病率明显高于男性，老年人居多。大多数患者肺部已有基础疾病，如 COPD、支气管扩张症、囊性纤维化、尘肺病、肺结核和肺泡蛋白沉着症等。患者的临床表现差别较大，有的人没有明显症状，由体检发现；有的人已进展到肺空洞，病情严重；多数人发病缓慢，常表现为慢性肺部疾病的恶化，也可有急性发病；可有咳嗽、咳痰、咯血、胸痛、气急、盗汗、低热、乏力、消瘦和萎靡不振等症状。

X 线胸片显示炎性病灶及单发或多发的薄壁空洞，而纤维硬结灶、球形病变及胸膜渗出相对少见。病变多累及上叶尖段和前段。胸部 CT，尤其是高分辨 CT 可清楚显示 NTM 肺病的肺部病灶，可有结节影、斑片及小斑片样实变影、空洞（尤其是薄壁空洞）影、支气管扩张、树芽征、磨玻璃影、线状及纤维条索影、胸膜肥厚粘连等表现，且通常以多种形态病变混杂存在。由于 NTM 病程较长、肺组织破坏较重及并发症的存在，一般 NTM 肺病患者的肺通气功能减退较肺结核更为明显。

E.2.4　NTM 肺病的诊断

E.2.4.1　NTM 感染

NTM 皮肤试验阳性以及缺乏组织、器官受到 NTM 侵犯的依据，符合上述条件者即可诊断为 NTM 感染。

E.2.4.2　疑似 NTM 病

符合以下条件之一即可考虑为疑似 NTM 病：

a）痰抗酸杆菌检查阳性而临床表现与肺结核不相符者；

b）痰液显微镜检查发现菌体异常的分枝杆菌；

c）痰或其他标本中分枝杆菌培养阳性，但其菌落形态和生长情况与 MTB 复合群有异；

d) 接受正规抗结核治疗无效而反复排菌的患者,且肺部病灶以支气管扩张、多发性小结节及薄壁空洞为主;

e) 经支气管卫生净化处理后痰分枝杆菌不能阴转者;

f) 有免疫功能缺陷,但已除外肺结核的肺病患者;

g) 医源性或非医源性软组织损伤,或外科术后伤口长期不愈而找不到原因者。

E.2.4.3　NTM 肺病

具有呼吸系统症状和(或)全身症状,经胸部影像学检查发现有空洞性阴影、多灶性支气管扩张及多发性小结节病变等,已排除其他疾病,在确保标本无外源性污染的前提下,符合以下条件之一者可做出 NTM 肺病的诊断:

a) 痰 NTM 培养 2 次均为同一致病菌;

b) 支气管肺泡灌洗液(BALF)中 NTM 培养阳性 1 次,阳性度为 ++ 以上;

c) BALF 中 NTM 培养阳性 1 次,抗酸杆菌涂片阳性度为 ++ 以上;

d) 经支气管镜或其他途径的肺活组织检查,发现分枝杆菌病的组织病理学特征性改变(肉芽肿性炎症或抗酸染色阳性),并且 NTM 培养阳性;

e) 肺活组织检查发现分枝杆菌病的组织病理学特征性改变(肉芽肿性炎症或抗酸染色阳性),并且痰标本和(或)BALFNTM 培养阳性≥1 次。

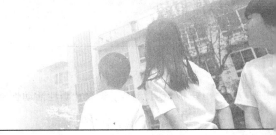

参考文献

1. 国务院办公厅.《"十三五"全国结核病防治规划的通知》国办发〔2017〕16号.

2. 国家卫生计生委办公厅、教育部办公厅.《学校结核病防控工作规范(2017版)的通知》国卫办疾控发〔2017〕22号.

3. 王宇.全国第五次结核病流行病学抽样调查资料汇编.北京:军事医学科学出版社,2010.

4. 屠德华,万利亚,王黎霞.现代结核病控制理论与实践.北京.军事医学科学出版社,2013.

5. 庄玉辉,李国利,王国治.母牛分枝杆菌制剂在结核病免疫治疗与预防应用的研究进展.微生物学通报,1995,22(2):108-109.

6. 宋文虎.结素试验、卡介苗接种的理论与实际.中国防痨协会,1986(内部资料).

7. 刘二勇,周林,成诗明.结核分枝杆菌潜伏性感染及预防性治疗研究进展的系统评价.中国防痨杂志2013(35):231-239.

8. 薛平,王国治,张雅珍.BCG-PPD的制备及应用.微生物学通报,1993,20(2):97-100.

9. 李驰,董万荫,梁冠英.国产人型与卡介菌结核菌素PPD等量皮试对于结核菌自然感染和人工免疫鉴别的研究.蚌埠医学院学报,1984,9(1):9-11.

10. 黄建.我国结核菌素的研制和应用现状.中国防痨杂志,1994,16(3):141-143.

11. 王国治.回复严舒俊医师关于结核菌素纯蛋白衍生物的剂量单位问题.中华结核和呼吸杂志,2006,29(8):574.

12. 袁磊凌、谭少清等.卡介苗和结核菌素纯蛋白衍生物在学校结核病密切接触者筛查中的结果分析.结核病与肺部健康杂志,2014,3(2):115-119.

13. 卢锦标,王国治,赵爱华.关于BCG—PPD与TB-PPD在结核分枝杆菌感染、结核病筛查结果差异的相关意见.中国防痨杂志,2015,37(2):212-213.

14. 卢锦标,王国治,赵爱华.结核菌素类产品不同生产用菌种与剂量差异对迟发型超敏反应强度影响探讨.中国防痨杂志,2015年2月37卷第2期.

15. Yang H,Kruh-Garcia NA,Dobos KM. Purified protein derivatives of tuberculin-past,present,and future. FEMS Immunology & Medical Microbiology,2012. 66(3):p. 273-280.

16. Aggerbeck H,Giemza R,Joshi P,et al. Randomised Clinical Trial Investigating theSpecificity of a Novel Skin Test(C-Tb)for Diagnosis of M. tuberculosis Infection. PloS one,2013. 8(5):

p. e64215.

17. 成诗明,马玙.痰涂片阴性活动性肺结核的诊治疗与管理.北京:人民卫生出版社,2009.

18. 肺结核诊断标准.WS288-2008.

19. Lee MSN,Leung CC,KM Kam,et al. Early and late tuberculosis risks among close contacts in Hong Kong. Int J Tuberc Lung Dis,2008,12:281-287.

20. Morrison J,Pai M,Hopewell PC. Tuberculosis and latent tuberculosis infection in close contacts of people with pulmonary tuberculosis in low-income and middle-income countries:a systematic review and meta-analysis. Lancet Infect Dis,2008,8:359-368.

21. Hill PC,Jacson-Sillah D,Donkor SA,et al. Risk factors for pulmonary tuberculosis:a clinic-based case control study in The Gambia. BMC Public Health,2006,6:156.

22. Reichler MR,Reves R,Bur S,et al. Evaluation of investigations conducted to detect and prevent transmission of tuberculosis. JAMA,2002,287:991-995.

23. Centers for Disease Control and Prevention. Guidelines for the investigation of contacts of persons with infectious tuberculosis. MMWR,2005,54(RR-15):1-4.

24. Marais BJ,Gie RP,Schaaf HS,et al. The clinical epidemiology of childhood pulmonary tuberculosis from the pre-chemotherapy era-critical review of the literature. IJTLD,2004,8(4):392-402.

25. Reichler MR,Etkind S,Taylor Z,et al. Tuberculosis contact investigations(editorial). IJTLD,2003,7(12):S325-S327.

26. 世界卫生组织(WHO).结核病和航空旅行:预防和控制指南(2006).

27. 田本淳.健康教育与健康促进实用方法.第2版.北京:北京大学医学出版社,2014.

28. 王黎霞,陈明亭.健康促进手册第2版.北京:人民军医出版社,2012.

29. 王黎霞,成诗明,陈伟.学校结核病防治工作手册.北京:军事医学科学出版社,2012.

30. 李希光,王宇.疾控部门媒体沟通教程.北京:清华大学出版社,2010.

31. 王仕昌等.构建无结核病和谐校园.第2版.济南:山东科学技术出版社,2009.

32. 中华人民共和国卫生部.《传染病信息报告管理规范》卫办疾控发〔2006〕92号,2006年5月19日.

33. 中华人民共和国卫生部.《结核病防治管理办法》卫生部令第92号2013年2月20日.

34. 国家卫生计生委办公厅,教育部办公厅.《学校及托幼机构传染病疫情报告工作规范(试行)》卫办疾控发〔2006〕65号,2006年4月6日.

35. 王隆德.现场流行病学理论与实践.北京:人民卫生出版社,2004.

中英文名词对照

1. 卡介菌纯蛋白衍生物　BCG-PPD

2. 皮肤迟发型变态反应　delayed-type hypersensitivity, DTH

3. 感染　infection

4. 国际单位　international unit, IU

5. 皮内注射法　intradermic injection, ID

6. 发病率　incidence rate

7. 结核菌　mycobacterium tuberculosis, MTB

8. 纯蛋白衍化物　purified protein derivative, PPD

9. 结核菌素纯蛋白衍生物　TB-PPD

10. 结核　tuberculosis, TB

11. 结核菌素　tuberculin

12. 结核菌素单位　tuberculin unit, TU

13. 世界卫生组织　World Health Organization, WHO

14. 电子计算机体层摄影　CT

15. 磁共振成像　MRI

16. 计算机 X 线摄影　CR

17. 直接数字 X 线摄影　DR

18. 健康教育　health education

19. 大众传播媒介　mass media

20. 人际传播　interpersonal communication

21. 特殊活动　special events

22. 健康教育课　health education section

23. 健康教育活动　health education activities

24. 校外教育　out-of-school education

25. 同伴教育　peer education